文成天縱

中醫古籍稀見稿抄本輯刊

ZHONGYI GUJI XIJIAN GAO-CHAOBEN JIKAN

31

李鴻濤 主編

廣西師範大學出版社
GUANGXI NORMAL UNIVERSITY PRESS
·桂林·

第三十一册目録

養心集二卷

〔清〕葛繩鎬撰

清光緒十六年（一八九〇）稿本

養心集二卷

本書爲中醫臨證綜合類著作。葛繩鎬，字琴東，號橘井居士，生平不詳。本書又名《濟世壽人養心集》，分上、下兩卷。上卷包含關於望氣、頭面氣色歌、傷寒驗舌辨證、傷寒論、傷寒汗後不解例、傷寒胸膈痞滿腹脅脹病、温病暑邪傳陷論、四時發疹治例、發痧論、疫痧論、傷寒泄瀉論、瘧疾論、咳喘症、淋濁、脹腫、頭風、疝氣、痹證、喉痹等的專論三十餘篇，下卷包含關於諸血症、出血分經絡部位、五臟一腑氣血總論、治血歌括、不治症、婦女經帶崩淋胎漏惡露等症、安胎歌括、痔脹痛論、咳嗽、虛勞、肝風、崩漏、胎前、産後、危脱見症、應驗雜方等的專論三十餘篇。本書爲作者行醫二十餘年的心得體會，并參以各家名論，内容精練實用，確係心得之作。

上

濟世壽人養心集

橘井居士手稿

養心集目錄上卷壹貳

琴東葛繩鎬著

脉象湯藥丸散　淋濁　瘧痢霍乱論
内經肝脾脉絡　辯舌輕重法　驚風
驗食指三關法　驚分三証　脹腫　頭風
疝氣　交腸　痺證　脚氣　喉痺
凡觀書句見點者為過辭白文圈者為確切至當
以此目之

養心集序

夫子云人而無恒不可以作巫醫又曰毉所以寄死生宜盡心力而為之所謂之恒也余因青雲不遂頻執軒岐之術叅閱金匱尚論諸書以及當世之奇方究心二十有餘年始知運氣之更變將古法而寓今意臨（爰取）診試之而屢驗者故聊為發其窮數要

以示後人之捷徑作升堂入室之引燈、故名之曰養
心集。既以自養。亦以覘運用之妙。存乎
一心。庶斯民同登壽域耳。

光緒十陸年歲次庚寅菊月　穀旦

橘井居士識

養心集上卷壹貳

望氣

琴東葛繩鎬撰

凡觀傷寒証者以察色觀形為首也。竟有從症不從脉之語。故臨證先看氣色。次辨舌苔。已知其病之吉凶定位也。然後切脉審証。有無對准。是何偏見。方可用藥調治。其補瀉溫凉。自然的當也。

頭面氣色歌

青黑趨於面口唇。木邪乘土病難生。赤光入目延鼻口。傷病肝脾命不存。面上有如馬肝色。望青近黑死因疼。顴骨耳目俱赭赤。心腎相遺皆尅倫。目少精光若土色。飲食不変為清魂。面油紫絳堪称險。赤暈非時病歘增。始病目眵并赤重。耳聾咽痛恐難生。

病兒嬌艷終非吉。怕到三関指上紋。　又曰顴赤為熱、有虛実之分、傷寒面色緣々正赤者陽気怫鬱在表、汗出不徹故也、病久不愈元気耗散孤陽失守面赤戴陽者宜温補下焦、　又曰面黄主湿、黄而明者湿熱、黄而暗者為寒湿、黄沢者防有内傷瘀血黄白不栄、色有蟹爪紋者為虫積、黄兼赤白病欲愈也、黄為正色若他色而無黃氣雜和者皆非吉兆也又曰青主肝藏風寒青而黑者多寒痛青而白者多虛風面色青晄防其厥脫面青腹痛者夾陰傷寒也宜溫之青黑閒見木尅土而脾胃衰極也 又曰面白氣虛白而無神者因大病者或過汗血脫所致宜補不宜攻也 又曰黑主腎衰暴病屬陰寒久病

為腎也、凡見天庭印堂黑氣如指者、猝死之兆、若口鼻耳目有黑氣環繞者、雖醫者擬也、黑為房勞色必枯燥、又為黑疸、是火蔟於腎水之中也、但水氣之黑而光澤。瘀血之黑黃光亮也。又曰凡傷寒初起。唇舌俱白。面目俱赤者。其症必重。後防斑痧昏迷之虞。若中病後而紅、舌苔灰目赤者為化火。得涼解之兆。

又凡調理之症，須知五藏之變化。若心陰虛則易汗。肝陰虛則火升。脾陰虛則便溏。肺陰虛則多欬。腎陰虛則夢遺。久必成勞。心腎不交則無寐。所謂陰不配陽，陽强易動。用坎離交媾之法。宜熟地　龜板　牡蠣　遠志　棗仁　茯神　建蓮　芡實

傷寒驗舌辨證

察色觀形者，以舌苔為主也。傷寒之邪，在表之表。

雖有寒熱其苔不生邪熱傳裡則苔漸生自白而黄黄而灰灰而黑黑甚則燥裂焉今分八種以定証之輕重用藥

紅色

質薄淡紅色潤而亮無病之正色也若鮮絳無苔寒熱無汗陰分藴而邪傷於表之表也宜輕清發散佐

以和陰。若有汗腹痛甚者。或有宿滯也。宜導滯法。若但見熱勢甚者宜育陰。輕清徹邪。若乾渴起。利宜滋陰清化。譫妄煩亂者。犀角地黃湯。合清心牛黃丸。如常紫色。必有內熱。若光絳無液。名謂鏡面。血枯津涸也。復脈湯。去姜桂。火盛者宜清血滋陰。若痿而殭。瘦而長。或起疱腐爛者。心肝絕也。不治。若久病舌心無

若兩边起白鑲邊者中氣告絶也

白色

白色者邪傷氣分名謂表症仲景以謂胸中有寒只宜温散若有壯熱還宜和解若滿佈而厚邪熱最重當消食發散為主若如積粉而濇者宜疏利分清達原飲鮮之白而硬者為邪氣盛氣宜開散疏利使邪

鬆透為患。兼燥裂者，邪耗津液之敗症也，雖治，勉議清散滋潤之法。便閉腹痛者，小柴胡加瓜蔞、玄明粉微利之。薄潤而滑者，風寒夾飲也。宜溫散化痰。若根兼厚者，祛風清食。然此若每致後患，不可泛視。若能食自利者，為藏結，難治，勉用黃連湯、連理湯。舌白邊絳，邪欲化火也。又一種，舌絳而根白，若潤而有汗，為邪解欲化也；若燥而無汗，為液虧邪陷，宜和陰清化，宜育陰清疏。

糊塗

白厚粘滞微黄微灰、如荳熟色、或舌本青紫而淡白鎖屑之状。或若雲母層。或如石灰水和黄泥。此為敗症難治。因風等夫痰。夫食。夫熱。夫寒粘滞董蓋遮留而不散。欲去此色。日剥蔵腑之津液。元神勉用扣虚耗子豉湯。合小陥胸湯。若色滑潤者。小承気合桂枝湯。

乾濇者梔豉湯加黃芩花粉若脉浮伏或結代脉氣受傷而心脾絶也若見唇吊齒燥而下利者皆不治也

條路

白苔而潤中間脱者爲正虚而邪欲傳也若見焦黃乾黑者兩感舌也若白中間兩路黃者合病也因寒

熱各半並宜小柴胡和解之若白中見兩路尖黑潤者夫陰傷寒也

半斷

頭白根黃頭根黑或中燥边滑或頭乾根潤皆為傳併之象（象字當作邪字）寒热不和之邪並宜柴胡湯和解之若白多而黃黑少者表症多也小柴胡加枳实山查黃黑多

而白少者裡症多也大柴胡加茅蘆根又曰下症有宿滯其根必有黃苔或灰黑又頭紅根白潤而有汗者虛也宜養陰津化燥而無汗者亦宜育陰清熱

黃色

黃苔者不可便作為熱若滑潤而寒熱初至者尚有風寒還宜表散但病未必重纏古人雖云黃苔胃有熱又曰濕者熱未盛宜散而略清冬見者陰寒夾食

也。宜附子理中合小承氣微下之。乾燥者為甚極宜清潤之藥下之。若根黃硬而剝白濇短縮雖伸譫妄煩亂者痰矣宿食也。姜半大承氣湯下之。又有一種舌边青紫而潤若却黃厚紋裂口燥脈見虛濇沉細而伏亦是陰症矣食附子大承氣湯下之

灰黑

師曰黑苔不渴散漫潤最為先無汗兼柴胡有汗兼黃芩葛

灰色者由白而黃而灰也因風寒之表失白多兼散而後灰多清而微

散運者若連黑舌無可用燥者犀羚芤可施

灰重黑舌肝脾腎三經之至病也陽邪傳入由灰至黑而為燥因火燥藏陰血液枯傷也犀角地黃湯解之若痰熱夫宿滯壅閉於胃腑燥津耗氣者宜承氣湯下之或夏令暑熱傷中夫人相應內外焚燥有汗而熱渴不已者白虎清之營液枯燥者玉女煎滋之又溫熱二病淡灰中起深黑重暈者熱毒內傳也白

宪合黄連解毒湯。甚則涼膈雙解散。若全黑乾縮或腐爛者。心肝絶也不治。亦有夾食感冒灰黑。必兼滑膩。屢經汗下。苔不化。而苔不退者。仍有宿食留滯於中也。黄龍湯加姜連。若便迪赤澁。苔濇脉細。血枯津乏。復脉湯去姜桂。若正陰虚而心火熾者。生脉散合黄連湯。 凡灰黑薄滑之苔。而边白者。切不可認為大因寒邪夫生冷傷食中於太陰脾經也宜溫通之萊萸四逆湯或理中合小陷胸湯或因蓄血在中宜加減桃仁承氣湯若是孕婦者傷食由甚溫寒難解

青紫

青者肝脾敗也紫者死肝色也不治若兼色而見

者猶可療也。如内熱其色常紫。凡毒暑伏色必現紫。質胖紫滞。停痰宿滞留伏也。大忌深紫色而無光。其邪色藏於内。或被痰蓋閉不通。宜發越化鮮。若光紫色如鏡。無苔無液者。有如去膜猪腰子。為陰盡也。難治。宜重滋其陰。或紫而乾黄短縮者。又宜涼膈散下之。又曰。紫而赤色。陽熱酒毒也。當苦寒鮮之。若見紫青滑濇，寒邪直中肝腎也。茱萸四逆湯溫之。又有傷寒日久，屢經汗下，大敗，柔衰，肝木乘脾，若如靛青，絕症也。若有藍紋而潤，不甚青，脈微弦不沉濇，為金尅木也。小柴胡桂姜湯。若孕婦舌青，產婦必死也。

舌苔證類雖繁，鑒此八種情由，亦辯症之要訣也。

傷寒論

葉氏曰：凡伏邪客病，脈必小緩，按之不鼓，急于指下，所謂模糊不數也。若熱不壯，苔如積粉，其邪都在募原。若灼熱，脈反沉細，陽症得陰脈也，不治。傷寒變為煩劇之症，因風寒釀大火，達原或耗氣傷營灼陰，劫液每致危端，或神昏煩躁，生痰生風，或發斑疹，怔悸自利，種種危候，難以枚舉。

世俗之最繁最劇者莫如風火証即謂之傷寒是也
南方風氣柔弱恒多濕熱凡春冬温病夏秋暑邪皆
以傷寒稱之而正傷寒者絶少也在一七或二三七
日之間傳変莫測死生反掌其原由因正氣先虧風
從外来非特皮毛絡俞所入大都從口鼻吸入者俱
多病之增減亦應火候其来也或有微寒或單發

起。起時則頭疼腰痛。或体痛腿痠。或脘痞煩悶。或嘔噁欬嗽。自利等症也。當從汗解為順。或正汗。或戰汗。或以衄作汗。皆可解也。若仍不解者必有傳變也。或因食滯不化。或斑疹不清。或陰虛邪陷。或夫濕留戀。故有此患。亦有肌痞無汗。或因純陽無陰。或血奪不能作汗。或痞起上蒸。但頭汗出。畜血發黃。譫語狂妄。

胸腹疼痛等證或大結不化各有所因皆宜照例治之者其病之所由者因風寄而釀成起起熾為火火能爍津生痰先阻氣分則口渴煩悶舌乾苔白或苔雖潤而唇乾齒燥妄言自利昏煩者邪逼心絡也須防痙厥二者皆表之裡也宜涼散或清痰火風為要用羚羊荊芥散加連翹 桑葉 白薇 薄荷 花粉 鈎勾 山梔 竹瀝 石菖蒲 牛黃丸之類

若氣分之邪不退。衛傳營分。或經後斂後者尤不解。而猶易乘之。致唇焦齒燥。舌絳若墨而燥。目赤蒙昏。譫語遺尿自利。或斑紫不化。頻頻身熱反不知渴。病在於裡也。宜鱉血小柴胡合犀角地黃湯。若表無熱而見循衣摸床者。裡之裡也。宜至寶丹。若肝風內動。瘛瘲撮空者。色絕也。無治。勉用清滋平肝熄風。若便泄者。即脫也。若內風不動。雖氣神昏。

遺尿自利。而舌色白潤者。牛黄丸。厌滑苦者。紫雪丹。若神
識雖清。身熱煩躁。嘔惡自利也。防成漏底。小柴胡合半夏瀉心湯。或
邪熱膠閉。宿滯搏於腸胃。薰蒸心肺。耗氣灼津。而奪
冒昏譫者。輕則鮮地羚羊枳实金汁大連翹玄明粉皂莢山梔。重則小加大黃。即承氣湯之變制也。
若神氣雖清。而身熱腹痛便閉者。大柴胡湯。無表熱者。木香檳榔丸。
有裡熱者。枳实導滯丸。或嘔吐欬嗽。心煩奪悶。潮熱不止者

防發斑疹。兼自利者。初喜通泄。後忌漏底。或呃逆者。或因火氣。宜清洩之。必舌絳而苔燥也。或寒阻濕凝。宜溫降之。必舌滑而苔白也。若痰喘自汗者。宜羚羊、石膏、竹瀝、象貝、葶藶、海石之類。兼自利者危。或痞氣結胸。便通有熱者。小柴胡合小陷胸湯。加桔梗、枳殼、蔞皮。便閉而痛者。大陷胸湯。加枳殼、厚朴、瓜蔞。或往寒熱者。小柴胡湯。或風毒頭脹者，邪蔟在上，名曰大頭瘟。普濟消毒飲。甚則赤腫如漬者，邪已化火也。犀角地黃湯加連翹、荊芥、薄荷、銀花、大貝母、甘中黃并選用。若舌紅苔焦黃黑乾短，神昏譫語，遺尿瘈瘲者，毒邪陷入心肝也，防危。若便秘腹滿，脉實者，合承氣。若腹軟便泄，宜至寶丹。輕者，名曰蔟頤，俗名時毒。腫在耳前後，甘桔湯加薄荷、荊芥、鼠粘、連翹、黃芩。或病後遺毒。不拘每膚宜從外科。然毒散成不成者致危。或欬逆脇痛者（旋伏花湯合鈴子散）陽虛自汗者死。或婦人胎前感病。宜宗前法。稍遜。兼清熱保胎。或產後受病。亦遵前法。兼以化瘀為是。須知傷寒有六經傳變。藥法各有制宜。太陽為標。陽明為海。少陽為界。若傳進三陰。必有內因而致。亦當兼治。（凡發熱臍脉動躍者兼虛。宜玄參玉竹。汗多欬泄者最防暴脫。宜石斛牡蠣。）

海者血海也即裡也

辯治傷寒汗出不解例 七條

傷寒寒熱得汗而解者，邪之輕也；汗出而不解者，邪之重也，宜辯治之。

一曰：汗後熱不解，脉乃數，舌白，煩躁，面赤者，表邪未盡也。亦有因斑疹越而未達者，並宜再汗之。宜消風散、葛根解肌湯、梔子豉湯、參蘇飲等加減。

二曰汗後熱不解，痞悶噯氣，苔白厚佈，脘腹按之不和，或舌边絳，苔白根厚微黄，此食滞不化，邪蒸於胃，宜消食化滞，佐以徹邪，宜保和丸或大和中飲合梔豉湯之類。若汗多腹痛，苔黄，舌絳者，名曰表食相併，邪火搏結，宜枳實導滞合木香檳榔丸。

三曰汗後不解，熱淫氣分，脉弦數，灼熱煩渴，舌白边絳，或乾，若表邪未净者，宜梔豉合葛根知母湯，甚則羚羊荊芥散。汗多而表解大盛者，白虎湯或竹葉石膏湯。兼自利者，葛根芩連湯。

四曰汗後熱不解，熱淫血分也。身熱不壯，脉形小數，反不渴而神昏譫語，舌絳灰黑，唇乾齒燥，或血污目赤不明，晝靜暮劇，宜犀角地黃湯解之。兼表邪者，合鱉血小柴胡湯以佐之。若產後、經後見此證，即熱入血室，亦宗此法。

五曰自汗頻頻，倅常潮熱，燥陰分，脈形要數，舌白邊絳，而神清者，宜滋搜法。柴胡 宣參 桑葉 大連翹 鱉甲 羚羊 白薇 人中白 之類。若鼻衄聲鼾，微昏譫語，閉目懶言，或首昏甚煩躁者，或舌色光絳者。犀角地黄湯。或玉女煎 羚羊鱉甲湯 等治之。

六曰潮熱自汗，脈來沉數，譫語蒙昏，舌苔糙而焦黄。

或黑燥起刺目赤唇焦鼻煤循衣摸床腹硬滿大便
七日未通或傍流糞水此胃腑實熱宜急下之調胃承氣湯或枳實瓜蔞
生地 羚羊 玄明 連翹
羗若無有表邪身熱腹痛神半清者大柴胡湯
七日但頭汗出到頸而還體熱而乾若白邊絳脈孛
數而神清証非易治或因畜血致身目爪甲皆黄或
小腹疼痛而如狂小便利而大便黑桃仁承氣湯小

便不利，為溺濇澀之。宜五苓散、豬苓湯、導赤、瀉心湯之類。兼嘔者、因而瀉者不治。然二者皆因濕熱結膀胱所致。屢驗此症，每至喘吃昏厥。若能食類瘧者，或成勞瘵。又曰：凡大汗後熱解，若舌未潤而脈未靜者，邪未已也，尚宜珠清法，如生參、斛、杏仁、蔗汁、枇杷、桔梗、山梔、連翹、花粉之類。相厚從陽明，不從少陽。

凡抄此七款後，宜附此條：濕熱每有戰汗，熱退身涼為吉，亦有汗洩太甚，神倦清冷，而發現紅斑白疹，此謂邪退正虛，並非脫症，倘其安舒靜養，來復進以稀粥，自然溫暖，神魂切不可去驚動，傷其元神，使其煩躁。若脈虛而和緩，浮參尚未可用，生姜皮并可助之。若脈急疾，神煩躁擾，汗脫之症也，不治。又有喘急汗泄，清冷神昏〻汗脫，并不治。

傷寒胸膈痞滿腹脇脹痛等症

胸滿者胸中氣塞滿悶也　痞滿者心下滿悶不舒也
二者邪氣内迫正氣受戕不得通泰故也　方書曰傷
寒胸滿心煩者柴胡陷胸湯主之（宜加枳桔）結胸者邪無形氣
結於心胸之間或寒或熱或痰或食或水或血按之硬
痛　三者治同一法　皆因表邪發熱傳至胸中未入手

病。證雖滿悶。尚為在表。屬少陽陽明之界。宜微汗之。若見硬痛便實。甚渴昏亂者。柴胡枳桔湯。合大陷胸丸。下之。或大柴胡湯亦可。神蒙自利者。柴胡 桔梗 枳殼 合半夏瀉心湯。和之。然總以小柴胡湯為主方。分而合。合而分。搜剔其胸中陷退之邪。雖風甚痰食。竟可豁然而解也。若水氣有聲。頭面汗出者。枳桔二陳湯、加蒼朮厚朴。即平胃散加減。又或因汗未盡而昏熱暮甚者，作熱入血室例治之（小柴胡合犀角地黄湯解之）。陽明病心下痞滿者，宜半夏瀉心湯（枳殻 桔梗）去（人參 黄芩 甘草 大棗）。

再述加減法

病因發熱，胸中滿悶者，小柴胡加（枳殻 桔梗）以寬之。心下痞滿，用（枳實 黄連）以瀉心。煩滿痰喘者，加（瓜蔞 橘紅）以清痰。溲赤短少者，加（赤苓 滑石）以利水。食滯噯悶者，加（查麯 枳樸 萊菔 谷芽）以化滯。外用麸炒枳殼以熨之。夫陰中寒者吳萸乾姜湯以溫之。丁香砂仁以開之。外用炒枳姜葱以揉之。方書云結胸證具煩躁者死。脉細肢寒者死。硬滿下利者死。無見单腹脹而引及於心胸。醫用利藥必死。書又曰太陽之邪未解，心下痞硬，協熱下利者人參桂枝湯主之。

脇痛

傷寒脇痛者。少陽胆經也。所謂胸脇痛而耳聾。寒热嘔而口苦。不過引小柴胡湯之用也。若往来寒热。胸脇痛者。此湯加青皮木香郁金。硬者加牡蠣。不愈者。防成脇癰。

雜病脇痛。厥陰肝經也。以肝脉佈於脇肋。肝主疏洩。木喜調達。柴胡青皮川芎木通、所宜用也。然各有專司。左痛為血滯。金鈴子散、加青皮歸鬚、或降香郁金猩絳蘇梗之類。右痛兼於肺。痰與氣也（二陳湯加桔梗蘇子青皮香附）欬嗽無汗者合（前胡枳桔湯）汗多甚者危有大者辛洩苦降之有寒者辛温宣絡之暴病在氣脉久痛入血絡液虛者宜（地冬膠芍）氣虛宜參（參）少陽病脇下痞滿者宜（小柴胡湯去參半草棗）加青皮（香附鬱金）

腹滿痛

腹滿而痛者太陰脾經也傷寒邪熱傳裡便閉咽乾

舌紅或黑燥，燥者大承氣湯下之。有汗表熱者，大柴
胡湯。陰寒傷裡，吐瀉不食而痛者，舌苔白滑，理中合二陳湯和
之。甚則四逆湯溫之。令人見此，每稱霍亂，以藿香正氣散或
胃苓湯主之。肝火憤衝，痛升嘔逆者，左金丸合橘皮竹茹湯加減。脹痛者
金鈴子散加烏藥、海南子。挾寒者，加木香、桂枝。蛔蟲上竄者，薑、椒、梅，芍共川連。氣滯
者木香檳榔丸。營虛氣滯者，當歸建中湯加木香。兼有熱者，去姜桂，加芩連。

邪留者逍遥散。食滯者大和中飲。下痢者和中丸加木香、赤芍、查炭、滑石。若因寒熱腹痛便泄者，四逆散。或因水氣脹滿者，五苓散合五皮飲。血滯者桃仁、歸尾、玄胡、蓬莪、茺蔚子。風閉血閉而痛者，潤腸丸下之。小腹滿者有物相阻，而非邪氣也。太陽裏熱結膀胱，其人如狂，小便利而大便黑，蓄血症也，桃仁承氣湯。又曰：傷寒瘀血，因失表無汗，或但頭汗出，致有此患。

或蕨硬痛。或爪目身体皆黄。總屬重險。或自下血而
愈者。或仍変症而危者。未可輕許。以瘀去無妨也。又
産後瘀行未盡者（當歸川芎湯。）夫寒者（牡丹皮散。）必小便
數而澁。若竟不通者。非干血分。因気阻水道。為癃閉
之症。宜五苓散利之。若點滴澁痛。欲通不通者。為淋
症。或濕熱内阻膀胱。八正散。或兼陰虧。赤澁者（導赤散。）

又有內症為患，肝氣不舒，橫硬攻衝而為脹痛者，甚至嘔噦，宜金鈴子散合左金丸、二陳湯去陳皮甘草加青皮白蔻通草。挾寒滯者，導氣湯。兼營分而虛寒引痛者，歸桂建中湯。濕氣虛脹者，苓淺杜蛹湯主之。又曰：病人脇下素有痞，連在臍傍，痛引少腹，入陰經者，為臟結。雖消，因臟氣閉結不能復流，狀如結胸，無寒熱，時時下利，飲食如故，舌白滑，按之痛，寸脉浮関脉小沉緊。其人反静。此症無陽。不可攻也。其温通之作陰寒氣阻之治。用呉萸四逆湯或加附子。再灸関元穴。或有得生者。

歌曰

傷寒瘀血因失表。胸脇少腹硬痛頻。少便不利為水氣。
利者因赵血畜停。喜忘如狂或譫語。或但頭汗身兼黄。

有風先表而後下，熱者分別三焦清，胸中犀角地黄湯。
加用大黄枳實前，桃仁蘇木紅花共，中脘桃仁承氣湯。
臍下抵當湯為主，總然脇下保安寧，太陽桂枝少陽柴。
厥陰青皮同李佳，歸尾可入金鈴散，上下加引芎藤灵。

又歌曰

胃脘疼痛分七種，寒火氣血食痰虫，寒者沉香烏藥蔻。

熱留川楝酒芩鉤。氣滯蘇梗香附子。砂仁枳殼木香檳。

血積玄胡猩絳奇。歸尾桃仁赤芍查。食傷麴麥穀枳寬。

固閉腸間硝大黃。平肝蘭藿降香用。垂懼黃連吳萸逆。

四君烏梅皆能伏。少腹中疼另眼看。當歸桂木青皮芍。

和入金鈴子散安。或因痰病添一種。二陳旋覆薤守。

蘇子蔞皮白芥子。消痰利氣得消寧。若因肝氣木土乘。

頻兼嘔泄厥來臨。
姜椒梅芍為兄弟。
和痛呼鬚香附金。
桑葉丹皮為使佐。
參苓楠半治陽衰。
炙甘草湯去姜桂。

吳萸製連因火勢。
又與金鈴連桂朋。
止痛乳香併沒藥。
木瓜酸利最相宜。
附姜粳米皆可用。
牡蠣淮麥斛南棗。

桂製白芍為表寒。
宣痛延鈴蘇白蔻。
火痛芩連鉤藤花。
虛者陰陽分補調。
補陰另有一佳方。
若關經水流氣血。

醋製香附益母丸
血漏有疼膠艾可
消瘀止血妙稱奇
小茴歸仲茯苓好
四物香附活血和
不拘男婦兼寒熱
寒滯加桂去佐莞
加入澤蘭血餘炭
宜從蓄血例中醫

總論

葉氏曰凡肝病多痛宜疏通氣血皆效何故未得全好由乎性情食物失調初病在經久病入絡以經主

氣絡主血也。飲停必吐酸，食滯當噯氣。陰邪之勢其來必速，大孳之患由漸而劇也。肝陽衝逆者煩渴而嘔逆，營氣兩虛者饞辣必動悸。寒溫兩法，從手喜煖喜凉；滋燥之劑，詢其便濇便滑。蛔蟲動擾，當嘈痛而吐涎；痰濕壅塞，必喜吐而脈滑。凡諸痛，脈宜細身凉，猶可調治；若見汗泄面絳而脈弦大者，每致昏脫。

温病暑邪傳陷論

春冬温病。夏秋暑邪。每多上嗽下泄。身熱無汗。須防班疹。喉症多為班。欬多為疹。治宜鬆透其邪。疎散為先。化滞滲湿為次。必得大汗後。看其如何傳化。但其疹多凶少吉。不可盡信。疹宜透泄之説。須防漏底傷寒之災。若得汗泄止。不論有無班疹。便是轉机。若無汗泄甚。其陷必速。喘逆昏迷。勢所必至。若汗泄而熱渴欬泄不解者亦雖免其昏煩喘脫且以牛黃丸合益元散主之欲知陷脫之速與遲不須按關元氣海之脉躍與不躍耳蓋風邪觸肺肺是太陰表裏相通順傳陽明大腸液去陰傷陷於脾腎土敗陰衰根浮陽動樞鈕不固虛陽上竄元神失守喘息上奔氣虛下陷汗洩昏憒若既雖嗚送此而脫亡也豈不危乎其

病之始發本屬陽分治即不易故其方法只有敗毒散參蘇飲葛根豆豉湯加茯苓甘草或六一散無欬無汗而協熱自利者同法或兼腹痛者四逆散或但發熱欬嗽而不渴者前杏枳桔合梔豉湯無汗而壯熱者三拗湯渴甚欬喘者金沸草散合蘇子降氣湯加白蘿蔔汁兼嘔者橘皮竹茹湯有汗渴甚者煨葛根

苓連湯。汗後仍熱，欬減，舌白液乾者，宜炒豆豉、參，加白薇、喬苓、花粉、鮮鮮斛、橘、貝、茅根肉之類。照今之時師，不顧本元，以作實熱治例，每用羚羊、石羔、鮮沙參、竹瀝、象貝、青鉛之類，豈非促其斃乎。故余另立七條，分別施治。春冬溫病，發熱欬喘，若痙厥易死，生反掌，不可作傷風淋小小疾也。

一、風寒觸表，則惡寒發熱，欬嗽無汗，舌苔白滑，脈弦

緊者宜蘇參飲去人參木香葛根加防風或三拗湯加桑皮

二邪在表之裡則身熱微汗右白边縫不縫欬而喘者宜清疎滯氣稍兼去風宜奏苓前杏蘇子桑皮桔半象貝竹茹花粉白薇旋伏海石茯苓甘草山梔鈎勾之類若兼因宿病復并挾同

三表之裡者，發出汗後，欬而脈數者，表疹未達也。宜清疏氣分，梔豉湯加枳桔、連翹、蟬衣、薄荷、蒡子、杏仁、象貝、白薇、蘆根之類。

四、邪出傳裡，舌絳根白，口渴有汗，出欬不解，宜清氣和陰，宜青蒿、前胡、桑葉、白薇、花粉、知母、茆根、象貝、橘紅、馬兜鈴、桑霜、羚羊、鮮沙參、麥冬、甘草、竹葉之類。

五邪陷火急壯热汗多神蒙喘欬渴飲最防暴脫宜

竹葉白虎湯或羚羊鮮沙參象貝竹瀝橘紅之類

六風邪熏之湿热白疹隐約潮热欬洩有汗不退宜

青蒿山梔豆卷桔梗連翹蒡子杏仁白薇之類

七身热欬瀉腹痛者表邪乘裡也宜敗毒散若腹不痛

喘自利昏煩者防陷脫用牛黄清心丸

歌曰 凡欬痰难出其症有二 一曰痰在下焦、欬不即出宜順氣潛陽 二曰風寄於肺痰必清稀宜疏風利氣用痰如杏枳桔前桑皮蘇子、

於前蘇子杏石海。　能治肺邪升。　茯苓半夏葶歷菓。

再加紫菀壹。　恵喘枇杷增。　肺風麻黃射干入。

肝風鉛青決明石。　火奪葛根豉麵。　火掦鮮沙参羚羊。

外邪當散重。　裡虛膠地冬陡。　潛陽牡蠣蛤売。

瀉痰桑皮竹茹瀝　橘貝當蔘冩。　蔚汁亦清痰。

竪消瓜娄仁。　横消白芥子。　清者還有味。
馬兜與梔芩。　補者糯根薏。　南北兩沙參。
和陰玉竹好。　調理欬安寧。

若因虛邪勞嗽。或清金以潤肺。或壯水以滋原。或培土以生金。而自然得當也。

凡治欬嗽。其寔痰而難出者。必兼乎喘。其症有三。一者其痰清稀白沫因風寒舌白滑脈浮惡風宜疏風開痰利氣用前防風枳桔橘半覆蘇子杏仁二者其痰稠粘濃厚因肺燥宜分二治若身熱有汗舌絳宜鮮沙參羚羊桑葉杏仁白薇連翹象貝橘紅瓜蔞霜馬兜鈴三者其痰稠白黃沫若身熱舌白無汗宜花粉鈎勾蘇子橘紅象貝杏仁桑皮竹茹前胡豆豉姜

葛白薇蘇子橘紅、於覆薄荷之類、

四時發疹治例

疹有赤白兩種、因感冒時令寒暖不均而發、或當時或伏後而發、致微寒身熱、欬嘔自利、煩悶頭疼、懊憹、與班勢稍異、但班無欬、体煩疼、或足冷、治法與疹相同、疹之紅者、邪傷營分、發於陽部、頭面胸背、四肢向外者多白者邪傷氣分發於陰部胸腹兩脇腰腋向裡之所赤熱燥而白熱濕燥者易發易化濕者難發難愈每致纏綿續發亦有班後不清續發白疹而愈者此亦氣候之使然也或因溫邪或因暑邪照時氣化之赤者如粒痱點稍大而稀疏白者如水痱珠而結無水也二者總以摸之觸手為透也然發時亦取

乎汗所凝乎衂衂而不鮮必致傳陷昏譫不忌上欬下泄邪有出路古人有言曰疹宜通泄泄瀉為順雖下痢五色者亦無妨礙然只宜未發之時前最忌已發之時後變症疊易耳紅疹痧點雖分兩種然大人亦有痧小兒亦有疹大抵依輕重而為順逆書曰未點出者為重書自點耕者為輕重必煩渴昏焦壯熱昏言輕必神清熱淺不渴思食然其要者當為類可知重者為痧邪干臟腑輕者為疹風在肌肉

夫紅疹斑痧溫熱之邪由經於脾胃也最喜清疎得汗

為順。故首推以葛根梔豉湯為主方。其次則薄荷荊芥散加枳桔甘草蒡子連翹豆豉酒芩之類。如時若果有風寒束表無汗者宜去辛凉之味。加麻黄防風、蘇葉香薷桂枝厚朴等選用。有食加查麯麦芽。待其得汗之後。仍宜加以辛寒甘潤之品。總看其風火之偏勝。用藥是製方之妙也。既明且哲。以保其身。安肯

故

故其陰陽不正之作禍哉

發痧論

痧之為患傳流已久古無專書因另出另化倣特氣
治之迺來風氣沿遷作禍甚衆前有張路玉濟世首
創麻疹總論分別痧之情形輕重治法為後學之金
針也惜其篇短而少名亦然當世之患竟為時疫燔

療愈甚有焚身之害時醫陳桂芳又撰疫痧論分別時疫二種以定吉凶方法精異惜無名證當合駱玉書以參校則豁然貫通矣

張潞玉云、痧發之始必由惡寒發熱欬嗽呵欠嘔嚏目赤生淚面浮腮腫或瀉或渴熱甚煩悶當用葛根解肌湯合前杏桔枳湯善最喜汗潤其達也肌膚經而點若芥子漸起尖聳或有成塊大片掀赤起点脚潤漸散仍為密佈甚而亦有夾斑者險其發現之時先從陽分透者為順頭面背四肢向外者也其形貴尖聳色貴紅潤不拘疎密總以鬆透為吉從頭至足為密猶忌發於陰分肢体向内之所或雖在陽而形色不佳焦枯紫暗平塌不起者是大邪熾甚毒滯不

能徹化。每多至陷致咽爛唇焦煩躁腹痛。疾喘氣急者危。或神昏譫妄。抽搐囈指者。痧前險而痧後危。若無汗乾燥而發不出者。其危猶速。若舌絳苔燥目赤者。今時即師稱為火結不化。用達挽之法。重用葛根立設荊芥散。合犀角地黃湯。竟可汗解痧達。形如紫泥。再議清化解毒法。但只宜春令。若冬時有麻杏甘石湯。或葳蕤湯亦可。然是症之由。不過風邪蘊蓄肺胃二經所致。必須理清二經之風邪。則諸症皆退矣。此症有四忌三善。臨診須察之。一忌神煩灼熱。二忌點子稠密。三忌譫妄撮空。四忌無汗無欬而便閉。一善嚏汗見點。二善喉亡右胸腰無點。三善神清邪淺。犯忌險逆。得善易愈。

痧之沒也，即回也，化也，非縮之比。其狀何如？余曰：平塌如紫。邪熱漸退。神氣漸安。胃氣漸甦。此為順候。若仍見灼熱煩躁。或神昏譫妄。舌絳燥而苔焦。或唇裂齒垢。喉澁。氣從鼻搧。昏蒙便泄者。名著大回點。色與正回相似。其犯狀皆死候也。與發時進枯紫暗同一而治。但恐不能應手也。

痧發隱陷不透者謂壞痧。宜用升法。必使其肌膚疎豁。而邪易達。升麻葛根湯。也甚者麻杏甘石湯。若觸犯霧露風寒而不透者。用猪尾煎湯熏之。或用猪屎灰。葱白湯調服二三錢。若不應者無治。又一種、瘟濶成片。偏高紅腫。如風毒。顆粒不出。雖透無益。但其中必有夾邪留伏。防有他變。宜清化之。竹葉石膏湯。

又一種脫皮痧，肌膚紅而稠密，觸手發之最透。與夏秋之瘄子無異，因治之時，亦紫暗，漸漸乾小而不紅也。除神氣而胃納，皮色如舊，漸為白屑而脫。

歌曰

欬嗽連連噓涙生，胃家萌動嘔心增，目紅寒熱形煩倦，不是傷風痧疹（症）門。

瘄子擬用此症是為宜

發時吐瀉是平常斂汗初来也不妨點子下從陽分
達總然有法不為良
色青鮮紅共聳升焦枯紫暗更難生鼻青盡黑皆危
險霍牙疳命不存亂
出延三四日為安出沒同時有變端呃逆臭搧昏睡
象胞高體腫不能歡

噎汗頻頻終屬害。無汗發沒非所宜。透後將回熱尚
重。咽疼腹痛躁煩忌。
熱甚皆因正出時。已出不减重何辭。出齊不退當清
散。沒後仍然命斷絲。
痧密因寒多白殭。周身熱退內邪張。腹疼煩躁痰鳴
喘。扁鵲盡醫無藥嘗。

欲出之時困倦沉。痧邪孛悶正熱乘。若知疼痛还猶可。没後貪眠補劑希。

大抵乾害無汗攢。葛豉麻杏荊防攤。逼出紫紅成片趣。險因毒滯和年去。

不通大便最為凶。血燥津亡有大壅。進緊點鋪難救挽。急宜通利最相融。

欲發之時下體寒。毒邪不出豈能歡。若將回後傳成
此。腎敗當溫亦不安。
喘而有嗽不須呆。只怕呼呼喘不欬。抽搐痰鳴皆是
險。挎囓指必成突。空
病邪腹痛為何因。未出風寒飲食停。或為火邪兼毒
帶。清中分利二腸明。

目赤腫痛不能開，導赤瀉白二散哉，更加荊蒡菊玄
薄，桑竹茆根引用哉。
欬嗆咽痛肺失音，消風化熱要生津，若兼腫痛宜消
毒，射干大貝蒡中黄。
咬牙因熱陷於陽，熱渴頻頻藥可尋，若為肢冷喜湯
熱，即是身寒一種情。

發痧身冷險中藏。手足頻寒喜熱湯。內元毒邪真可惡。咽痛下血喘疾亡。

痧回之後得安康。睥趣心疼腹絞傷。冷汗遍身如冰水。氣盡中惡立時亡。

發痧屬大礙胎元。踈觧之中清血安。燥溫行氣皆非理。產必腰痠痛夠端。

凡痧症不宜依症施治。惟當治本為要。本者。脾胃二經之邪熱也。若邪熱既解。諸症自除。信為不謬。嘗觀吾師治痧症。寒佈少汗。其寒可日外。熱面潮赤。丙隔。泄痢。腹痛。按其若佈者得效。達宜速解脾胃。滯熱並有陰梨。而不懼其滑滯也。用發年ㄅ 文參ㄅ 丹皮ㄅ 赤芍ㄅ 酒芩ㄅ 石菖蒲汁 加川連 尿連 喬三 川貝三 赤苓三 甘草 木 芽根 葛根 二服全愈。

痧之作痢本非輕。風寺猶兼熱毒停。紫瘖鴉肝如豆
汁。躁煩熱渴喘呃臨。　豆
此症類多失食飲。尚能納穀為痧稀。熱輕汗潤因無
事。避卻風寒室食宜。
痧之為禍本無情。風熱釀成毒火因。妙在發時都透
出。理清脾胃自安寧。

白痧者，黄芩湯加防風、枳殼、
經痧者，白頭翁湯加黄柏、防風、黄連、
積者，枳桂湯加山查、麦芽、

共二十二首以備參攷

疫痧論

陳氏曰：痧者，疹之通稱，有頭粒而如粟象。又曰：其形若芥，其色若丹，有時疫二種，以定吉凶。時痧者，因偶感時令，寒暖不均，邪雖發於肺胃，病在經絡肌肉之間，點必紅潤稀疏，神氣清而喉不腐爛，

雖亦有大塊焮赤其點必然尖聳其發也徐易達易化宜先散後清自得漸退矣

痧疫者由口鼻吸入屬氣直入臟腑邪蘊毒伏雖亦從肺胃發洩身熱乍有即痧隱成片不分顆粒形色紫滯而乾枯無汗咽痛喉爛耶凡神昏即為大毒內陷疎達不應即兼清毒而並進之

治法有五

一曰疏達。治痧隱成片。身並無汗。舌白脈几。欬嗆咽紅者。

荆蟬葛蒡、查甘麴桔、豉防薄売、芍貝馬梔。

二曰清散。治痧重肌密。大熾無汗。黑色紫暗。舌垢咽爛。神煩脈弦。即大結不化。宜前

方加減○

防薄殼草皆可去、 犀角中黃和最靈○

三日清化、 治痧點已現○神煩舌絳○火灼液涸○脈

症太而喉爛者○

犀羚連膏二鮮飲、人中黃白共金銀、麴梔馬貝陳、

二鮮、沙參生地也、

金銀花也、

金汁、 再有玄參共黛青○

又輕清化解。治痧點已足，喉爛減而神清，並留氣

分而欬甚者。

鮮沙參、羚羊尖、桔梗、連翹、桑葉、煎、橘紅、川貝、生甘草、

加用茆根法[illegible]。

四曰下法。　治表邪未解，火並熾，甚痧隱，喉爛，神

惛目赤，口穢，便閉，宜雙解法。

葛根薄荷共連翹、枳桔中黄、荊蟬調、生軍和入元
明粉、通裡邪鬆向外消
又重清下、　治表鮮痧達點密紫滯毒大瘟結神
煩昏譫唇焦齒燥舌絳喉爛目赤便
閉脉弦數者攻毒清化
四虎飲名是妙示　犀角黄連和大黄、石膏知母玄

参地、再入青黛馬勃蔵。

五日救液、液者隂之津、如兵家之粮餉、不可缺

也、凡痧點已出、舌光絳燥、肌膚乾枯、

咽喉者、乃咽爛也、

烘热無汗、咽喉便閉、脉弦無神、

龟鰲原地又元参、花粉知母鮮沙参、犀丹大目陳

金汁、添用門冬津培生。

脩增藥味

前杏薇苓、亦可清疏營衛。荠薹甘蔗、臣佐必需之物。

立法雖新原從古方之分合至化今脩致

葛根鮮肌湯、梔子豆豉湯、防風荊芥散、犀角地黃湯、普濟消毒飲、黃連解毒湯、消班青黛飲、玄參升麻湯、調胃承氣湯、竹葉石膏湯、清心涼膈散、黄芩知母湯、前杏枳桔湯、三黄石膏湯、大黄黄連瀉心湯、白虎湯、導赤散、玉女煎、瀉白散、黄芩湯、白頭翁湯、黄芩清燥湯、清燥救肺湯、萎蕤湯、

辨傷寒泄瀉論 依方書死不过三症、并挟热下痢者死、厥逆下痢者死、煩躁下痢者死。余續一症，喘逆下痢者亦死。此四者扁鵲難醫。

傷寒泄瀉晨為凶。犯症須知七弟兄。一為身熱頻譫語。其症有二、實者可治、為傍流糞水、因火結食、業搏于大腸、薰蒸于胃、故神昏目赤、苔叙焦、黃、腹硬拒按而轉屎氣、兼表熱者大柴胡湯加葛薇芦根、但裡熱者、羚羊連翹枳實瓜蔞、鮮生地玄明茅根。虛者難醫、是名漏底、舌白边絳、或兼痰者半夏瀉心湯、加益元散、或牛黃丸、若陷入血分、舌苔灰黑、脈象細數、鱉血小柴胡合犀角地黃湯、甚則至寶丹。二是嘔噁煩躁同。肝氣怒邪、兼齊動之火、陷於心腎、宜小柴胡合半夏瀉心湯加苓芍益元散。或合左金丸、若胃虛者、宜二陳去甘草、加青葉、嫩藕荷蒂、伏龍肝。

三因熱喘淋漓汗，瀉白散合清燥救肺湯去知母、麦冬、二仁、阿膠、人参，加熟石膏、南沙参、橘紅、貝母、玉竹、左牡蠣、白蘿蔔汁。

四怕壯熱脈弦洪，宜葛根芩連湯，加豆豉、杏、蒿薇、麸朴、芩、澤、荷蒂、鷄蘇散，或荊防敗毒散。

五屬身冷無脈死，寒者附子理中湯加芩芍宜之，暑者六和湯去杏、參、朮，加木香。

六為喘嗽命原空，名曰天穿地漏，不治。因脾肺雙關，潤燥兩難，外感者宜前杏、薇、芩、橘、貝、草、芩、茅根、鷄蘇散；內傷者二陳湯加苡米、貝、冬、仙半、南沙参、牡蠣、蛤粉、枇杷葉；若津血虧者加玉竹、阿膠。

七因寒起如瘧狀，宜者是濕邪伏暑，須蒸白痧，宜豆卷、前杏、葛薇、蟬、芦、鷄蘇散，或小柴胡合二陳湯去

者，因勞傷脾肺，兼營衛並虧，宜小建中湯加減。或便童灶、青蒿、茯苓、陳皮、逍遥散等選用。若寔冊能食者，不死。命必危傾若斷子。犯此七症，徒勞無益，雖医必死，不過勉强用补，希圖僥倖。總而言之，

凡傷寒自利，宜前不宜後也。初起三五日為協热下利，因風热蘊肺，移于大腸也，宜疎宜表，热甚稍兼清。夫湿宜兼滲。若纏綿不止者，六七日若在一候，或旬日餘，為中末之時而下利者，猶忌也。因邪热乘陰，傷于脾胃，津液下泄，水涸火熾，陰亡宗奪，而陽氣衰微，安得不死乎。

又危症有七款：喘急煩躁者死，汗洩身冷者死，發热不休者死，身热譫語者死，無热煩躁者死，泄瀉腹痛者死，欬嗽身热者死。

辯傷寒病情

腹鳴無結糞不可便攻。腹中轉失氣有燥屎泄痢可止。瘦人汗後乾熱不休。肥人下後泄利不止。面白之人不宜大汗血少故也。面黑之人不宜參芪大補火易熾也。肥人多濕痰。瘦人多虛火。無痰不作眩。無風不作眩。（言肝風也）精脱者耳聾。氣脱者目不明。陰虛則小便數。瘦人之病慮涸其陰。肥人之病慮虛其陽。

瘧疾

瘧疾一症，起於夏秋，皆因時令炎熱，腠理頻疏，人感風水陰寒之氣，伏藏於肌膚之間，半表半裡之所，少陽經也。因未出汗，其邪爲作，入於陰爭則寒，出於陽爭則熱。頭角痛而目眩，胸脇痛而耳聾，瘖悶嘔而口

若又曰風傷於木木来於土脾失轉輸不能運水穀之精微遂有停痰留飲甚陰邪與痰邪交結狼狽為奸若巨盜伏於深山出没有時坐劫元氣一旦直犯中州竟有危殆之虞當叅隱伏之邪日發或間日發者為三陽經數發屢汗易愈若三日發者為三陰雖汗不解難治然醫療之法必以温疎為向導使陰邪

散而痰可開○得汗潤而諸恙減○若果有表邪○爽以涼
物○虛則助以扶元○總不許其盤結為要也○古人治瘧○
仲景分六經○河間論三焦○各有所長○今時治法○倣古
更新○分立病之源頭○從綱領以而調之○若其中縱橫
變化○可隨机轉○所謂活潑潑地也○午前發者為陽●
易愈○午後為陰雖愈○暮發猶甚○為邪氣下陷於陰○須

升提發越，使其向陽爲甚。順氣虛者，補中益氣湯；入桂枝。血虛者，柴胡建中湯加首烏。總之寒溫清補進退之法，在智量取裁耳。

辯證十條治例

一曰風瘧，先熱後寒，惡風自汗，頭疼煩躁，宜柴胡防風蘇葉半夏。

二曰寒瘧先寒後熱、經攣掣痛先宜羌活紫蘇湯。次用柴胡桂枝湯。

三曰濕瘧寒熱嘔吐。身重煩疼而渴宜柴平湯合五苓散。加五苓散、防風、半夏。若熱渴有汗。鼻乾便實者、宜蒼朮白虎湯。

四曰食瘧、寒熱自汗。痞滿腹痛而吐。青皮飲、去朮草。

加查麯枳殼。或達原飲合二陳湯。
五日溫瘧。發於春夏。先熱後寒。或但熱無寒。熱多者
小柴胡湯。寒多者柴胡桂枝湯。若寒熱俱重。汗多而
渴者桂枝白虎湯。又曰。寒熱似瘧。便泄不食者。死。亦
有因發白疹而愈者。
六日牝瘧。但寒不熱。或寒多熱少者。柴胡姜桂湯。虛

則四歇飲加附子。七日瘦瘧吐汗渴。若如積粉。闔境皆然。達原飲。或桂枝白虎湯。譫妄昏狂亂者牛黃清心丸。或涼膈散。加藁草合消暑丸。腹痛便閉。大柴胡湯。或寒熱腹痛嗽渴者敗毒散。若白膩而兼嘔者。藿香正氣散。神蒙自利者小柴胡合半夏瀉心湯。若奪下利者即此湯加赤芍查枳炒銀花。參宜去之。
八日譫瘧，但熱無寒而嘔，少氣煩悶，伏天瘧者人參
白虎湯，秋涼瘧者小柴胡湯，不嘔肌肉消瘦者甘草△
寒生津湯。
九日陰瘧，有三也，邪氣與衛氣客於六腑，踞於三陰，
有時相失，不能與衛氣俱出，三日為一週，故瘧也。治

之不易。當今時其自藏至臟，散而越之，邪去即安。從陰引陽，從夜引晝，乃得之也。若無汗，欲其有汗，散邪為急。有汗欲其無汗，養正為先。若始終無汗，其邪難以徹化。故曰：邪在陽者取汗易，邪在陰者取汗難，須知熱退無汗，其熱從陰而來，宜壯水之主，以制陽光。如鍋中添水，氣液上騰；如樹灌其根，則枝葉自然明

潤然後加入驅風活血引邪向道之藥自得其法也亦有因寒痰內蘊又宜温踈裡邪如青皮飲二陳湯之類故丹溪分别三經主治

一由少陰發於子午卯酉日也寒熱俱重脊强腰疼口渴少汗小便短赤宜桂枝姜皮知母鱉甲嘔加橘皮竹茹湯若因寒痰內伏汗多欬厥者用姜梅連芍

牡蠣。或桂枝附子湯。

二由太陰、發表熱。其發辰戌丑未日也。肢末先寒。背筋拘攣。脘痞不舒。嘔吐痰涎、冷飲。寒熱俱重而有汗。宜青皮飲。甚則加檳榔常山。川山甲。搜剔經絡而逐痰癖。虛者二陳湯。或六君子湯。加草菓姜棗。

三由厥陰、發於寅申巳亥日也。寒熱偏中。嘔逆吐蚘。

或胃痛。戊己丸、合半夏瀉心湯。去參草，加椒梅桂枝茯苓。或入暮而來者，邪伏血絡結癖也。宜則小柴胡、加青皮、桃仁、肉桂、蓬朮、鱉甲。虛則小柴胡、加當歸、首烏、丹皮、鱉甲。

十曰勞瘧。因濕留滯，勞倦而發。營衛不和，陽虛惡寒。陰虛蒸熱。陽維爲病苦寒熱。夾虛邪惡。飲減不適。如瘧有汗者陽旦湯。或久嗽吐衂。微寒肌熱。乍作乍止。雖汗出而邪不出。徒傷津液。漸成危困者。宜青蒿白薇。桑葉丹皮。玉竹川貝。紫菀冬瓜子。茅根之類。或傷寒病後。寒熱似瘧。宜小柴胡湯。隨症加減。寒微熱甚汗出者。宜輕清涼洩。用蒿翹桑丹。芩梔薇草。斛粉鈎也。或婦女經阻氣滯。夕發寒熱。或嘔噦清水。脇痛耳鳴者宜逍遥散。合左金丸。若腹痛兼脹者加山查香附。甚則金鈴子散。或產後營虛脹滯。寒熱往來。宜當歸建中湯。或逍遥散減白朮加山查香附。

總評

凡瘧久不愈。必有留滯之邪。宜搜剔營衛之邪。須入鱉甲以佐之。如無留滯。只宜補益。

久瘧營虛時作時止者，芎歸鱉甲飲。氣虛者，補中益氣加鱉甲。若痞悶少食者，四獸飲加當歸、鱉甲、蓬朮、肉桂。

瘧母者，治之失宜，營衛虧損，邪伏肝經，挾痰、食、瘀血積三者而結為癥癖也。宜鱉甲煎丸消之，或小柴胡加醋煮蓬朮、桃仁、鱉甲。久瘧宜亂，亂之則輕而漸愈。又宜在春夏時，則易治之。當輕疏微邪。若夫溫邪暑熱而成瘧者，宜照例治之。

凡陽瘧之後每有陽升胃逆不降而不寐者宜養肺胃之津又有夫痰盛火者溫胆湯加黄芩山梔又曰陽瘧之後養胃陰陰瘧之後理脾陽

又陽瘧之後每多脾虛濕邪未盡致脘痞不舒胃呆少納舌白口膩力弱腿浮跗腫宜香砂六君子湯疎補之甚則二陳平胃散去甘草大腹澤瀉

凡瘧証毋以小柴胡湯本陰陽兩停之方也為此病之要劑可隨其輕重而為之進退加入桂枝乾姜則進而從陽停着之邪可以開矣加入黄芩川連則退而從陰暑留之邪可以解矣

凡陽瘧者毋多風寒痰食為患宜用青皮飲踈豁其邪病自愈矣若有汗而仍發不止者以截瘧湯治之

截瘧方

瘧發連來四五朝，檳榔菓草與陳皮，朴蒼知母常柴半，酒水烏梅各要加，煎服更加姜一片，露來一宿灵功奇。

高先生截瘧方

瘧發十數次，雖汗不解，以柴胡一錢 黄芩一錢 赤苓二錢 製半一錢 廣皮五分 藿香一錢 元參一錢 桔梗一錢

就此八味。引不用姜枣煎。不用陰陽水。令患者以此葯待未來時煎服。取汗。必其瘧竟不発矣。後以此方轉授他人屢試屢驗

欬嗽喘症

用力有聲無痰為之欬。肺病也。喻昏欬不即出者其痰遠而在下也。省

力有痰有聲為之嗽。脾病也。吞欬痰即出者在于上焦。今人謂風邪化火而欬愈也。

氣逆痰鳴為之喘。腎病也。腎虛不能納氣歸原散于胸中。木失水涵。肝風上竄 三

者之患。皆痰也風也。蓋脾湿少運、為生痰之源。肺風不肅、為貯痰之器。腎不蟄藏、水泛為痰。凡欬喘之病。寔者可治。虚者難療。李士材曰外感者辛以散之。內傷者壯水清金。若因外邪。必六氣之火化。若散之不解。清之潤之即愈也。如欬而難出。吐清稀白沫者為風寒阻肺。宜疎散。如前杏、枳桔蘇子、防風橘紅之類。

若在夏秋多兼乎濕加茯苓半夏秋燥者痰必濃厚
宜清燥救肺湯若自汗苔黃咳痰不爽者為風熱尋
悠肺氣不舒宜辛涼化解兼以順氣如旋覆貝桑
皮杏仁蘇子橘紅葶藶之類有一種久嗽成勞兼有
血吐先若氣衝咳不易出因腎氣已傷宜六味丸加
牛膝藕子川貝蛤粉阿膠之類若形瘦汗出即為下

厥上竭，難治，有表也者，加豆豉、連翹、山梔仔、微蘆根之類，若發也，無汗，嘔惡，煩悶，面浮，腮赤，淚含目絳，或兼呵欠而噫者，為發痧之兆，是肺胃二經蘊蓄風也所致，不必以欬嗽為治，但宜疎理風也為要，有寒兼溫也，熾兼清，必從汗中徹化，班疹亦然，若其傳變，悉從傷寒調治，有一症痰盛稠粘，夾沫而兼喘，舌白边絳。此必肺脾互患，火風上越，最不易治。宜瀉肺疎風，兼以理脾為主。無熱者，旋伏、蘇子、杏仁、桑皮、海石、葶藶，合二陳湯，加竹茹、茅根。有熱者，用羚羊、石羔、鮮沙參、象貝、花粉、桑葉、白薇、連翹、山梔、橘紅、茯苓、枇杷葉、茅蘆根等，皆可選用。又有肺燥，痰粘濃厚，欬而難出，甚兼血腥，或有寒熱，宜清潤肺氣，如杏仁、絳根白者猶宜如清燥救肺湯。若兼表熱有汗而渴者，竹葉石膏湯。或羚羊、鮮沙參、馬兜鈴、麥冬、象貝、花粉、玉竹、天麦二冬之類。或溫熱燥肺，身熱汗出，欬吐紅痰者，宜黑梔、象貝、知母、薇、欝金、花粉、廣橘、竹茹、茅蘆根等。又一症，欬逆脇痛，甚熱自汗者，去。雖謂左痛多留血，宜消瘀通絡，如降香、欝金、延胡、猩絳、桃仁、青皮、川楝子歸鬚、赤芍等。右兩多痰氣。宜利氣化痰。如旋伏蘇子、合二陳湯。加葱管通草絲瓜絡杏仁、白芥子枳殼、牡蠣等選用。雖肝筋居左。其氣常行於右。然其運化往來相通。亦不可執一而論也。故曰治病如活潑潑地。

喘逆一症。最為難治。凶危者多。昌吉者少。因憲皇渾諸風火相侵。寒热錯雜。雖拘一理而療。經曰。腎虛不能納氣歸原。散於胸中。逆而為喘。若血症虛勞而得此者。所謂下厥上竭。難治也。防脱之易。又曰。肺氣過甚。則清肅下行。氣緩為喘。皆以火爍真氣。肺中有火也。或風邪阻於肺竅。寒飲叙中。欬之不出。呼吸不利。息鳴而喘也。然三者互相為患。故難治也。若腎氣不虛。雖風火而不知上越。相搧於肺。若無風火。則腎氣雖虛。亦不至於喘也。余以暴久分為虛實而治。稍不悞事。暴者為實。祛風火痰食也。宜搜风化滯。而兼清降。久者為虛。脾失運化。腎虛水泛。肺不肅降。或兼龍雷升騰。陰陽樞鈕不固。最易昏脫。宜理脾固腎。腎藏精氣為水。而配制右边之相火。以協和陰陽。怡育一身之精神。若水虧則火飛。不能斂攝。又不能宣佈津液。則水泛為痰。蓋呼應於肺。吸應於腎。本藏已病。則氣不歸原。散越而喘。有是理焉。治法宜益其水。以制服其火。斂其氣而攝納於腎。則火降痰消。而氣不逆矣。理脾者。水既上溢。必得土制。脾陽暖運。宣運濁陰自除。痰自化焉。道通斯陽氣自順焉。但喘而有嗽者可療。不嗽者。雖醫。因虛而死者。十之八九。寔而死者。十之三四。故凡欬喘之病。汗多者。恐亡陽而暴脫。泄痢者。防虛陷而危殆。又一症。痰多。欬喘。氣促頭汗。鼻搧脇。脉跳動者。即死。

一欬嗽。自汗。壯熱。便泄者。危。

一勞嗽。便溏不寔者。死。

一身熱有汗。欬逆腹痛泄痢者。敗毒散主之。

附湯藥歌

前旋蘇海石○ 降嗩杏仁增○ 枳桔開痰氣○
麻黄茯汗存○ 二陳消脾飲○ 痰火羚沙參○
竹葉石膏與○ 青鉛石決鎮○ 潛陽牡蠣蛤○
瘦食蔔貝杏○ 麥冬膠地補○ 降肺桑皮葶○

痢疾

痢疾一証。古称滞下。因元氣虧隙之時。感觸夏秋暑湿也。三氣。兼食葷腥生冷。窒塞之物。雜於運化。滯遲不利。得三氣併蒸。釀成瘀垢而為之積矣。滯着腸胃。腑氣不舒。欲行不爽。故腹痛而墜下也。盖人身中陽氣通、則温養百骸。晝夜運行不息。得其所感之陰邪。則肺氣呆鈍。致六腑氣机。皆有所阻。失其宣暢流行之義耳。因而藏氣。雖以勝邪。非但不能約束而又不能傳送。如破缶之滴水也。故曰滯下。若補之而有礙於和。攻之而又傷其正。本屬難解之疾。詳考先賢之書。若初發之時。正氣尚强。邪氣尚淺。猶可受攻。宜捘之逐之也。所謂有病病當之。無病胃傷之。如逐盜在家。開門急逐賊去即安也。若壅遏大腸。經氣窒塞。肺胃之氣不舒而下陷故行則有阻下則有滯故腹痛如墜裡急後重數至圊而不能便拼迫下注若掙微泄其瘀濁粘膩之物稍寬片刻復痛而注之其週時之間輕則七八次重則數十次仍不清爽元氣日虛安有盡日者乎故初病三五日至旬日之內可以疎利則濁氣可破積沫可驅如藿香正氣散去大腹皮

白芷加防風根、獨活、滑石、以搜之。使風寒觧而湿滯化。藏氣和而痢自止也。若痢而拼迫下注。不通者木香檳榔丸。去山稜、蓬朮、黄柏、牽牛、芒硝。加六一散。此氣壯能食者可用。若裡急甚而毒滯者。枳實導滯丸。通因通用也。若不甚强壯者。一味太平丸。若中氣不振。未可推蕩者。以檳榔木香厚朴合二陳查麯六一

散有熱加芩連若已經二七日外穢邪蘊惡盤剝多
時元氣日薄邪氣日深精血受傷勢順難遏刮腸中
之脂膏而並下故曰刮積攻補難施之際務宜開其
壅結之氣活其血脈所謂行血則便膿自愈調氣則
後重自除如香連丸以玫瑰花煎荷蒂湯送若元氣
未衰紅積多者和中丸加川芎赤芍紅麴山查之類

湿熱甚者白頭翁湯加銀花滑石茯苓澤瀉甘草清利之品。若精工醫治。採其虛實每以柴胡緩〻達挽其下陷之清氣。則不至於下流連也。若不能納谷元氣已衰亦難調治。勉議疎補脾胃。或兼固陰。切忌寒涼。倘得胃氣一開。方有生机。若痢已滿月。為末病時。正虛邪深。腑陷于藏。所謂久痢傷陰。五藏之精血亦剥而下也。元神將敗。陽氣不振。陰寒用事。肝脾腎三經欲絶。變症叠出。或浮腫而欬喘者。或肢冷而嘔逆者。或煩躁而昏厥者。或脘腹刺痛難忍者。皆屬危兆。恐圖治而無及矣。宜未見此症。稍能納谷者。猶可謂治。切脉觀形。審定寒熱虚實。當以脾腎作主。虚則補而疏之。如香砂六君子湯。或參苓白朮散。若積未清。

宜消補兼施之資生丸寔則疎以和之如柴胡疎肝散化之以保和丸歛陰醒脾縮脾飲陽衰者多寒宜温疎如姜桂附子吳萸肉果之類陰傷伏熱者宜胃氣尚納當益固以清之如黃連阿膠湯及銀花地榆生地炭首烏石斛等亦有因久氣陷下虛滑不止頻見後重圊後仍然得解愈甚者必兼冷氣也宜温之濇

之，養藏湯不應者，宜升舉之，補中益氣湯去當歸加木香可也。其所論者，辯一時之病，有三時之治也。但其所來病勢形情不一，此又不可不辯也。有無表邪寒熱者，有如瘧者，有但熱無寒者，有裡赴者，有無赴者，有先瀉後痢者，有痢後瀉者，有腹痛者，有不痛者，有痛攻胃者，有能食者，有不能食者，有嘔噦者，有呃或者有肢寒者。有肛門痛者。或兼腫者。有閉孔而痢者。有浮腫而痢者。有休息痢者。有妊娠胎前痢者。有産後痢者。種種變拗。皆正邪相鬭。佈陣之勢。若明册軍師。當看其軍机向道進退之法。則提兵遣將。易於奏功也。然其所下之積垢。狀類亦非一端。所謂有諸内而形諸外。可決其藏府之安危。邪正之勝負。此又不可不辯也。有黄水而兼黄白粘膩者。有赤水而兼粘血者。有似鼻涕而兼血沫者。有如膠凍者。有如魚腦者。有白膩如膿者。有赤膩如血者。有赤白相兼者。有深黄穢臭者。有淡黄不臭而兼腥燥者。有黑膿（濃）而厚大臭者。有青黑臭薄者。有青綠雜色者。有赤黑相雜者。有五色兼見者。有猪肝色者。有敗醬色者。

有赤豆汁色者。有塵腐色者。有如屋漏水者。有下純鮮血者。此皆受邪之輕重。運氣之使然。死生之關係也。

驗邪

今述其大畧而言之。水者。寒與湿也。沫者。風也。稠粘濃厚者。元氣未衰也。膠凍魚腦臭涕者。冷痢也。赤

者非熱、邪干血分陰凝血敗而兼寒也。白者邪干氣
分、藏寒氣薄也。赤白相兼者、氣血建關而有熱也。黑
者、土剋水也。焦黑濃厚大臭者、火也。黑而明者兼
痳痢血。黃者、食積。深黃穢臭者屬熱。淺黃不臭兼腥
燥氣者、屬寒。青綠雜色者、多風。赤黑相雜者、濕
勝。青黑臭薄者、肝腎腐敗也。五色兼見者五藏氣

傷也。腹痛勢甚者猶危。仲景所謂五液注下臍築湫
痛。命將難全也。猪肝色者虫毒也。及魚腦色者皆半
死半生之症也。屋漏水者。元氣敗之極也。敗醬色
赤豆汁。塵腐色純鮮血。皆不治。
又曰、紅積屬熱。究屬血不可便作熱論。須知上越為
熱。火炎上也。下泄為寒。水順下也。雖亦有夾熱。宜辯

其色也凡鮮明濃厚者屬火瘀暗淡薄者屬寒或瑪瑙色者亦寒也此因陽虛不能制服其陰而下也凡為下痢多屬寒氣阻滯而然且宜溫通疎利不得早進苦寒凝窒之物先對其脾胃之生氣則痢益甚若果有邪火內熾則芩連大黃亦宜量力而投若但見白膿病在氣分不得雜用血藥恐引邪入血也若

本在血分必兼利氣所謂血隨氣和也
余又深詳其意洞鑒其机夏秋之酷烈溼内為之暑
也其溼蒸也毒之氣人從口鼻吸入先中於肺肺如
華蓋為身之囊籥下連藏府之系呼吸之間一氣貫
通既有初阻則脾胃大小腸腎與膀胱輸化之机皆
失於常度水穀之精微亦蘊結而為溼也其暑溼也

邪已阻氣絡，人尚未知，又雜投生冷陳腐油膩腥羶
之物，藏府不勝其任，不能消磨，為糟泊之查，積於腸
胃之間，被三氣薰蒸，釀成癖濕粘膩膿血腥穢之物，
欲行不得宣通，欲泄不能流利，所以腹痛氣陷，裡急
後重，圊而不爽，滯而難出，所泄微乎，少傾復至，如是
晝夜連行五六十度，日夕如此，則精神頓減，氣血漸

消。甚則胃噦不納，津液涸而藏氣絕、則死矣。治之莫
若初起、即以攻消。助其勢而利導之。如一味太平丸。
或枳實導滯、木香檳榔丸。去稜述芒硝牽牛、加六一
散。緩則治痢丸。五方選用。若七日以後。為中病時。尚
宜踈利。宜正氣散。厚朴溫中、大小橘皮湯。和中保和、
戊己香連丸、大和中飲、葛根芩連、白頭翁湯等。十一

方選用。若二旬日已後，元氣必虧，積猶未盡，宜疎補陰陽，調和津血。宜辯寒熱氣血施治，庶無悮矣。

霍痢、青皮飲合六一散，瀉痢、平胃合五苓散，暑熱痢、香薷飲扁豆換豆豉加六一散，寒熱交痢、敗毒散，嘔逆痢、左金丸合正氣散。

兼症治例

一痢有寒熱表邪者，當先解表，或痢自止也。宜羌活勝濕湯，去藁本、蔓荊，加厚朴、赤苓，或九味羌活湯，去細辛、白芷、生地，加六一散。

一有兼瘧邪者、小柴胡湯加厚朴滑石、甚則青皮飲加減、
一但熱無寒者、險逆症也、宜解肌行水、宜葛根芩連湯、合香茹飲、或梔豉湯去梔連、加滑石赤苓、若有汗者、宜煨葛炒豆豉去香薷、加查麴滑石、不應者、與漏底傷寒無異也、古云、發熱不休者死、若兼痞滿心煩者、半夏瀉心湯加枳桔、

一痢有裡热者毒蒸之氣也宜煨葛苓連湯加木香益之散或白頭翁湯香連丸甚則枳實導滯丸

一痢之無热惟腸胃風寒積滯宜踈導宣化四七湯去参壬桂加防風獨活或大和中飲及木香順氣丸之類時方用二陳湯加朴獨查枳藿木二香滑石末痢加紅麯赤芍肉热者加煨葛根炒苓連銀花

一先瀉後痢者脾傳腎為賊邪難治若因於寒者藿
香正氣散去大腹皮、白芷、棗、或吳茱萸湯去參棗合
二陳湯、或四神丸、去補骨脂、五味子、因于熱者香連丸、
合六一散、若協和陰陽、戊己湯、或黄芩湯、
一先痢後瀉者腎傳脾為微邪易愈宜快脾和胃、佐
以滲濕兼以化滯、藿香正氣散去腹皮、白芷、或大橘

皮湯，消補兼施者，六和湯，去杏，正虛者，香砂六君子湯，加米仁、澤瀉，或參苓白朮散。

一腹痛而痢者，正邪相鬬也。有表邪者，四逆散，加桔梗，如無邪者，因風入腸胃，寒侵脾腎，肺金之氣亦下陷，聚於大腸之間，與積滯爭執，欲泄不得，所以痛也，宜桔梗以開提氣血，佐以赤芍、甘草、陳皮、木香、查炭為主積多加枳寔厥。寒加乾姜。熱加芩連。若無熱者、且宜疎風利氣。佐以滲濕。又兼溫化食滯。如厚朴溫中湯加煨葛、防獨、枳桔兼、以活血調氣。加檳榔木香、查庚。寒甚者、附子理中湯。或吳茱萸湯、去參。加煨肉果。有熱毒者、只宜導滯丸。輕則香連丸。或白頭、翁湯、去黃、柏。久則尋傷、脈絡。血動氣濇而痛者。又宜行血利氣。如延胡、赤芍、桃仁、猩絳、川芎、鬱金、查炭、紅麯、以及檳榔、木香、香附、枳殼、青皮、砂仁、藿香、烏藥、陳皮、佛手之類。若久痢而虛者，因膏血切膚，剝削藏油而下。豈不痛乎。宜和營理胃一法。以四物湯、去生地、香砂，六君子湯去參朮，加薏仁。若大痛如刀割，湫築者，仲景所謂五液注下。臍築湫痛。命將難全矣。

一腹不痛者正氣失司不能鼓激其邪而下也主重宜消之和之利之如六和湯參朮杏陳加查麯滑石澤瀉

一胃痛者因邪傷胃氣虫無所安故吸胃中之膏血而痛也防有危厥之変或有吐蛔者宜烏梅丸去人參附子細辛黃柏加吳茱萸白芍或金鈴子散合二

陳湯去甘草，或左金丸、戊己湯之類。

一痢有能食者，因邪客下焦，横連竟傳大腸中焦者，病胃氣仍有生化之机，故能思食知味，然宜避風生冷腥羶油膩及凝窒之物，至六七日為經盡，當有佳黄，雜出者自愈，以十三日又經盡，當有佳黄。如飲食不節，或起居不慎，謂愈期已過而復甚者胃氣散告匱也難治不可用攻伐之劑惟宜培養正氣兼以疎化若消補兼施之資生丸或補而不滯之香砂六君子湯若腹中能轉屎氣者仍有結糞之兆宜利小便使脹氣前通則陽氣自化必助糞之結也宜五苓散加木香主之

一痢何不能食者因（邪）發中焦横連入胃胃先受病失

生長之机致厭物而不食也所謂無胃氣則死故亦有積邪衝胃而反胃嘔噦者謂噤口也不治務宜宣通化滞爲要如藿香正氣散之類宜胃氣漸開而痢漸減者吉若忽發除中徒然能食者死除中是病癒能食故也

一痢有嘔噦者重且險也夫起者居多因邪阻胃口而氣滞也藿香正氣散去甘草加姜炒竹茹或少

陽胆気鬱勃扶陽明湿也互相為患以小柴胡合二陳湯去甘草或藿香正気合左金丸若腹脇痛以木香楝子散合戊己湯加杜心土　若寒也如瘧小柴胡湯　痞満心煩半夜細辛加厚朴　若因下連積穢太甚毒気攻胃者為宜痞以大黄瀉心湯加黄連加木香

然大黄瀉心湯大黄黄連古名同筆誤先干瀉心二字
後方先之黄連書在後故写云大黄瀉心湯加黄連

若三日不食。即為噤口。皆因邪留胃中。胃氣伏而不宣。脾氣因而滯濇。致濕瘀胃口。宜破其滯氣。消其積沫。以二陳加枳朴。去甘草。合香連丸。久則胃虛夾熱者。連理湯加橘皮竹茹。胃氣虛寒者。人參黃連湯加姜汁。丹溪治噤口痢。以石蓮姜片煎同米湯效。石頑治此。用煮藕汁加白糖。和同米湯。

兼進亦效。

一痢有呃忒者、症之險逆也。夫寒居多、丁香柿蒂、合温胆湯。甚則丁附理中湯。若夫度食者、小柏皮湯。或橘皮竹茹湯、加枳麹。

一痢見肢冷不温者、因陽氣不充、不能旁達四肢也。皆因脾氣告危之象。経云、手足厥冷、脈沉細者死。又曰下痢青白。手足逆冷而腹痛者。寒傷中氣也。附子理中湯。加厚朴。或厚朴溫中湯。或小橘皮湯。桂枝湯。但此症有危厥之急。不可不慎。

一肛門痛者因胃中陰氣并迫下注。則陷寄之火。留伏於中。而不得解散。宜清丞搜風。利氣之品。如槐花、木香、枳殼、羌獨活、銀花、芩連、秦艽、地榆。或白頭翁湯。

或兼腫脹者因多出悪濁之氣汚垢肌肉而又觸於風所以脹也故曰風勝爲痛湿勝爲腫宜槐花獨活秦艽枳殼湯薰洗之内服治痢之藥腹痛全消矣

一痢有開孔者不治之症也因肺腎失司之故盖肺爲囊橐籥與大腸相爲表裡隨其散陷而不能收攝

腎司開闔，腎氣虛衰，則無以斂關鍵以知。但開無
闔矣，二藏已敗，何可治乎？方書謂大孔如竹筒者死。
一痢發浮腫者，脾虛濕勝也。因痢甚則氣虛，少於運
行，致陽衰而陰盛，故濁氣得以迷漫而為之腫也。法
以溫疎利濕，如五皮飲合小橘皮湯，去檳榔，加厚朴、
半夏，或去肉桂，加焦茅朮、米仁。或有風觸于內，以四

苓散加防風厚朴。若因于寒勝者，附子理中湯。虛者
六柱飲。痢減後，六君子湯加木香肉桂。　胃氣呆鈍
者，宜疏補緩調，香砂六君子湯。腫退者，宜補之，六神
散加陳皮。　但猶忌腹脹身熱，雖納穀不起，恐必遭
喘嗽之傳隔，由似肺風脾濕腎虛之患，之治最難。若
行疏風降氣，猶恐泄痢，更加中氣愈虛。若濕腎助火

則肺陰愈耗。喘勢更劇。惟宜踈補脾土。兼以滲溼。使土旺生金。則肺氣自寧。金能生水。虛焰自息。賊邪以去。則安向太平之春矣。

張石頑治痢久不食。胸膈脹滿。以伏龍肝湯煎進朮、苓、草、即三君子湯。加藿香、木香、炒烏梅。一劑減。而兩劑安。

一休息痢者有五。或因兜澁太早，積垢未清，香連丸。或因飲食不節，腸胃未浄，復生積滯，消生丸。或因慾事不禁，精減冒寒，八味丸。或因中氣未復，順陷之勢未固，要以治積者，補中益氣湯加木香肉果。或陰虚有火，駐車丸加洋參烏梅。若積多者，去參梅加查、枳。凡一切利水破氣藥，宜少用。

一胎前痢者宜慎調之也若氣血一虧無致傷胎胎傷母害性命進閑寧不慮乎凡一切破氣燥熱攻滌之劑皆宜禁用務宜和血調氣化積滲濕如白積者寒氣也宜甘草乾姜湯加厚朴木香陳皮茯苓神曲砂仁枳桔之類紅積者血熱也宜黃芩芍藥甘草地榆銀花炭或香連丸兼清積滯紅白相兼者氣血受

関而寒包熱也。黄芩湯合香連丸。加銀花、查炭、木香、灯心、陳皮、香附、鮮佛手、荷梗、藕節、玫瑰、扁豆花之類。或連理湯、加膠艾。血盡有熱者、三物膠艾湯、加黄芩。熱熾者、白頭翁湯、加甘草阿膠。氣盡者、異功散。若黄者、食積。青者、兼風。宜如法理之。

一産後痢者、正盡邪實也。難治。先賢曰、胎前下痢、産後不止七日當死嚴例若此然論產後之邪甚宜混淆亦先宜治其標如有風者祛之寒者溫之熱者清之積者消之瘀者通化之但不過量人虛實而治猶忌身熱不已最難理之若營虛暮熱腹痛者宜逍遙散加山查香附或四物湯或駐車丸消瘀者宜丹皮丹參元胡查炭梲姜澤蘭壽金桯降降香赤芍血餘

炭藕節童便之類。

又曰、凡治痢之藥。人但知煨葛柴胡厚朴、能開提氣血。解散風寒。而不若桔梗之更妙也。蓋柴葛者。不過升越少陽陽明之清氣。使其鬱伏之邪。不得盤踞而下陷。殊不知桔梗之開提肺氣。則胸次寬而腸胃清。自然邪散而積化也。肺腸爲表裏。故能治腹痛。因邪散氣宣也。

脉象

脉浮身熱作風治。脉沉身重作濕治。陰脉者生。

陽脉者死。又曰五虛死，脉細皮寒少氣泄利前後。

飲食不入是謂五虛者死。

補藥丸散

木香檳榔丸。青陳皮。枳殼柏連稜朮隨。大黄黑丑蕪
香附。芒硝水丸量服之。
枳實導滯丸首大黄。芩連殼朮茯苓。澤瀉蒸餅糊丸
服。濕熱積滯力能匡。若因後重兼氣滯。木香導滯丸
加檳榔。
治痢丸中滑石研。不拘紅白用車前。檳朴查陳皆可

入。灯心甘草枳寔全。紅麯三錢兼澤瀉。木香磨酒汁
葉痊。
二陳湯用橘半商。益以茯苓甘草蔵。
和中丸朮朴梹曲。橘半木香枳寔存。
香砂六君子湯盡。參朮甘草共茯苓。加入木香砂仁
用。健脾醒胃得和平。

参苓白朮散　扁豆陳○山葯甘蓮砂苡仁○桔梗上升能

保肺棗湯調服益脾神○

資生丸裡補和消○扁豆参苓朮朴饒○苡米橘紅蓮芡

寔○麥芽澤瀉麯查描○藿香桔梗黄連草○白蔻还兼山

葯調○

柴胡疏肝散　甘芍橘○香附川芎枳壳和○

保和神曲與山查苓皮陳翹菔麦芽
縮脾飲用烏梅草葛砂扁豆草果暨
黃連阿膠湯芍藥芩鷄子為丸治少陰
養臟湯治久瀉痢訶子粟壳君須記肉蔻當歸桂木
香參苓朮草補濟異
補中益氣湯耆朮陳升柴參草當歸尤

薑茶飲、熱痢去姜加梅蜜。冷痢還加蔻木香。

香連丸用茱炒連。加入木香三味全。

羌活勝濕湯 羌獨芎甘蔓藁本與防風。

九味羌活湯 用防風。細辛蒼芷與川芎。黄芩生地同

甘草。三陽解表入姜葱。

小柴胡湯和解功。半夏人參甘草從。更用黄芩加姜

棗升發少陽痢可鬆。

青皮飲 用青朴柴芩夏甘苓白朮偕更加菓姜同煎

服不拘瘧痢此方佳。

敗毒散 用茯苓草枳桔柴前羌獨芎薄荷少許姜三

片時行感冒有效功。

葛根黃連黃芩湯再加甘草四味藏。

半夏瀉心湯最靈 姜棗參草黃連芩
四逆散裏用柴胡 芍藥枳實甘草須
六一散中滑石草 益元散加入硃砂好
白頭翁湯秦先煎 再加黃柏與黃連
四七湯 蘇半朴苓 桂草人參姜棗和
大和中飲陳皮朴 澤瀉查枳砂麦作

木香順氣散　香附梹砂仁枳壳朴陳青。炙草蒼朮姜
煎服。利湿驅宂消食灵。
四神故紙吴茱萸。肉果五味姜枣俱。
戊己湯方連萸芍。
黄芩湯用甘芍枣。嘔痢加姜半夏好。若有寒熱加桂
枝。百發百中有奇效。

藿香正氣大腹蘇。甘桔陳苓朮朴俱。夏麯白芷加姜棗。穢邪泄痢此方驅。

六和湯藿朴杏砂仁。半夏木瓜赤茯苓。參朮扁豆同甘草。姜棗溫脾補氣靈。

大橘皮湯木香檳。再加六一合五苓。

附子理中湯溫內良。甘草人參朮黑姜。

吴茱萸湯人參棗重用生姜温胃妙
一味太平丸大黄酒製為丸治痢康赤多温酒
下百丸白多七十淡姜湯
大柴胡湯用大黄枳實夏芩姜棗芍
烏梅丸用細辛桂人參附子焦姜暨黄連黄柏
及當歸温藏安胃寒厥剤

五苓散中官桂君。白朮澤瀉猪茯苓。
左金丸是金尅木。吴萸黄連火生土。
大黄黄連瀉心湯。即此二味就成方。
理中湯主理中鄉。甘草人参朮黒姜。
連中湯方即理中。加入黄連茯苓泛。
人参黄連湯二味。

丁附理中湯附桂参朮吴萸橘丁香再入木香砂
仁共还添甘草與生姜
小橘皮湯橘半商茯苓生姜厚朴昌
橘皮竹茹治嘔呃参甘半夏陳皮麦芽赤茯再加姜
棗煎
厚朴温中湯陳草苓乾姜草蔻木香平

桂枝湯治太陽。風芎藁甘草姜棗同。

五皮飲用五般皮。陳茯姜桑大腹皮。

六柱飲是參附苓。木香訶子肉果平。

四君子湯中和義。參朮茯苓甘草比。

六君子湯即四君。加入橘半即成名。

六神散裡四君全。參苓朮草扁豆研。再加山藥此方

全

八味地黄丸君熟地山萸山葯丹皮茯苓澤瀉桂

附齊

駐車丸用炒歸連炮姜阿膠四味研或取阿膠醋煮

丸甘草乾姜湯就煎

三物膠艾湯和血芍帰芎艾膠草甯

四物湯地芎與芍歸

逍遥散用當歸芍柴苓朮草加姜薄

辨陰陽症六經傳变

陽症者三陽經受邪病此謂熱發起頭痛項强筋弯當發汗觧若不已必煩渴唇焦鼻煤口燥小便赤而大便閉宜辛寒甘化若表去起結宜下之甚者為陽

毒陽燥陰耗壯熱煩躁狂妄罵詈舌黑燥而鼻煤乾
咽腫痛而便黄赤脉洪數斑如錦宜甘寒解毒清化
與癡狂一例而治故曰狂乃重陽但此症必兼痰火
傷寒傳變恐入其心内閉陡然癡狂未必即死宜針
刺服藥
陰症者三陰經受邪此為寒病即直中之類身不熱

而惡寒戰慄。体重吐瀉。便清。舌冷。青晦。倦寐。肢寒。甲青色暗。脉沉濇。此陽消陰盛。雖宜温暑補。最防暴脱。甚者爲陰毒。或吐瀉後而臍腹攪痛。身疼厥冷。肢清脉細微。雖有甘草湯。亦無用矣。亦有陰極發躁。如煩不可鳴狀。貪凉欲飲而吐。躁乱不寧。肢冷脉沉。宜霹靂散。冷服。又有身微熱。面赤足冷。脉數無神。虚陽飛騰。亦防暴脫。雖亦有人參四逆湯冷服。希圖僥倖。今之新病霍乱吐泻轉筋者。亦從此而仿彿也。若欲病解。須得陽回。肢体温煖而不發也。舌色边絳而面不和。神氣寧和。胸痞通而毋噦呃腹痛。方保毋虞。今人並不敢用、四逆理中回陽救急。每以左金丸合霍香正氣散以試之。或厚朴温中湯。

淋濁

葉天士曰遺精由精竅淋濁由溺竅異出同門

淋濁二證患者相似故合論一篇辨之以情形施之以湯藥使臟氣和而病自安也當别其原由以治之但淋病深而濁病淺不可不知

淋者標實而本虛也因心腎氣虛水火不交陰陽乖外清濁相干致濕熱蓄於下焦乘虛滲入膀胱所以

腎虛則小便數。膀胱熱則溲下澀。數而且濇。則淋瀝不宣。痛引與臍。石頑論曰、皆因小腸之氣不得舒。則小便脹。血不得和則小便濇也。不得泄則小便痛也。雖有氣血砂膏、勞冷六者之分。總不離、踈氣利水、清熱而已。繼以平調心火。所謂心清、則小便自利。血不妄行矣。

六証辯論

氣淋者氣化不及州都胞中氣脹小腹堅滿而悶痛溲数餘瀝與胞痺癃病相類夹寒者五苓散加沉香烏薬夹熱者茎中痛四苓散去白朮加黄連山梔草梢木通滑石香附

血淋者心與小腸實熱血滲胞中與溲俱下而痛所

謂血不及變與赤濁相類哉然當驗其血色鮮紫者瘀也宜犀角地黃湯加桃仁生牛膝山梔車前茅根藕節或導赤散合瀉心湯鮮紅無虛者宜生地阿膠黃芩側柏炭血餘炭之類慘淡者腎與膀胱虛寒也七味丸加芦根涼服不痛者為溺血虛損症也其因有三一為房勞太過而傷陰二為酒中濕熱而傷氣

三為勞力努掙而傷絡皆能下血並宜清火養陰分
利之
砂淋者有如砂石或溲出黃紅澤濁臍腹隱痛難忍
小便难困膀胱精結而成也法宜清滌宜八正散加
連翹知母麦冬或清麟丸
膏淋者精濇溺道欲出不快而痛狀若脂膏或入蜒

蚘。宜沉香、茯、滑石、海金砂、赤苓、澤瀉。不痛者為精滑。宜清滋六味丸。繼以茯兎丹。及金鎖固精丸之類。

勞淋者、遇勞即發。小水淋瀝。如水點滴而不痛。總由脾腎虛之所致。脾虛者、補中益氣湯加車前、澤瀉。腎虛者八仙長壽丸。

冷淋者、寒客下焦。水道不快。滿於胞中。先有寒戰然、後成淋。清白而濇。宜金匱腎氣丸。加沉香鹿茸。若敗精流入胞中。溺竅引痛。括蔞瞿麦圓主之。亦有濕痰致滲成淋者。四苓散、加陳皮。

濁

李士材云、濁病、即精病、非溺病也。故患濁者莖中病如刀割火灼。而溺自清。惟竅端、時有穢物。大抵由精敗而腐者十之六七，由濕熱流注於虛者十之二三。總之心動腎傷，敗精流溢，乃為白濁；或因火爍而血不及變，乃為赤濁。白之來也，欲小便而難出，如腐漿米泔膿色也。亦有澀數淋瀝濇痛，或有塊水泡之狀，豈非與砂膏淋之同類乎？然當分寒熱虛實濕痰六君而已。須知溺竅潤者為寒而兼濕，宜五苓散合二陳湯或萆薢分清飲若其色黃赤而膩其竅乾而痛者為實也宜龍胆瀉肝湯或抽心飲若心經暑也手足心热舌絳苔白者五苓散去桂合生脉散心火上炎身热脉数口燥者宜清踈利水生津法四苓散去朮合鷄蘓散加苓梔連翹生地冬草梢或清心蓮子飲去参芪再合瀉黄散若得心清則水道自行矣

若化冰津之肝腎兩虧足膝無力者六味丸加麦冬萆薢腎氣虛者火勢亢極水不涵木須反佐以治宜引火歸原法金匱腎氣丸冷服赤者如血色或如濃茶茶痛者為痳宜玄胡赤芍琥珀椿根皮益元散火盛血多而痛者八正散或清麟丸雖痛無痳者導赤散有夹热虛痛者豬苓湯或六味丸無热者瑞蓮丸

陳氏新書云濁乃濕熱下注屬有餘之病其因有四一爲肺失清肅之令不能通調水道膀胱氣壅不得輸化而成者或肝火内閉移熱下焦而成者此二與癃閉相類或脾濕不運渾濁不分而致者故有此患與精病不同然醫者當取其頭緒或從肺與膀胱或從肝脾二藏總不離清熱利濕而已

疫邪霍乱論

疫邪霍乱者比之正霍乱猶甚也。俗名欠筋痧，危期至速。因感冒夏秋暑湿热三氣渾合三焦，擾於腸胃。致清者不升，濁者不降。揮霍撩乱，為瀉為嘔為轉筋。營衛頓衰，元神暴脱，則斃矣。暑為風火之邪，湿為重濁之热，為薰蒸之氣。三者乘虚觸於三焦，陽處濕中，風寒盤踞其濕，脾失健運，則濁氣上騰，肺不清肅，則肝氣鴟張，清陽下陷，擾腸犯胃，則吐瀉而轉筋矣。吐利傷陰，津亡作渴，理必然也。更兼陽氣陷入於陰，助以燎原之火，豈非渴之愈甚乎？蓋已陷之陽，半屬虚暑濕之邪，仍不解，一團陰氣用事，閉塞其陽，然濁陰不開，陽氣何能徹化，必得陰霾散而清陽透徹。若雲開見日，方有生机。歟治此者不能妄投寒涼，再折其生氣，宜温疎，佐以鹹寒之味，使以酸澁之品，自然壽可開而火可散，嘔可止而筋可舒，病自愈矣。試觀面白無神，舌苔白滑，脉細身涼者，可知其熱渴之真假乎。故濁陰上逆，雖欲飲而必吐也。况暑湿遮蔽清陽，脾氣困極，不能運化精微安得水津四佈陽氣亦不能旁達四肢故寒也脾胃之土氣既傷肝木必乘虛來侮其氣乘張上升則嘔下陷則瀉橫逆於中則為関格留厥於外則肢體筋縮金匱云霍乱轉筋入腹即死入腹者男子陰縮女人乳陷吐瀉最易傷陰陰虛則小便難膀胱涸也虛則門戶不固藏液走尽下焦之氣脫矣陽虛而

腠理不固。汗大洩。面白無神。目睛微露。形怯息短。衛氣脫矣。穴血凝濇。肢体如冰。唇爪青晦。脈微沉伏。營血死矣。精神耗散。形肉已消。中焦之氣脫矣。其死也。或中氣戕。不得升降而為呃忒者。或蛔無所食。攻吸腸胃之膏血。致脘腹痛而音啞者。金匱云。臍築湫痛。命將難全。或陰盡而陽無所附。龍雷升騰。面赤戴陽。

煩躁喘脫者。種種危殆。其來勢若疾風雷雨。其促命、若刀兵火炮。能不悲者。然舊病而為新奇。亦天地間運氣之更迭。當叅古從新以治之。

古訓

內經

諸逆衝上。皆屬於火。諸噦喘嘔。皆屬於熱。

諸嘔吐酸。皆屬於熱。寒氣客於腸胃。厥逆上出、故痛而嘔也。

金匱

嘔者病在膈上思水當與之猪苓湯主之

水入即吐名謂水逆五苓散主之

吐後渴飲者文蛤散主之汗出即愈

嘔者復納半夏以去其水小半夏加茯苓湯主之二陳湯亦主之

嘔而胸滿者吳茱萸湯主之

病人欲吐者不可下之今自下之是逆其陽氣而傷

無故之陰〇變害莫測也〇

嘔而腸鳴心下痞者半夏瀉心湯主之〇

納穀欲嘔者屬陽明也〇吴茱萸湯主之〇

千金　吐脉緊濇者難治〇

醫宗　食入反出是無火也〇

脉沉伏吐利陰毒積聚〇

金匱

脉微細肢冷為逆。

陰盛格陽厥無脉。茱萸四逆湯。回陽救急湯。通陽復脉湯。

内經

春傷於風，夏生飧泄。清氣在下，則生飧泄。

邪氣内留，乃為洞泄。濕勝則濡泄。

濕寒之勝，以風平之。言風為可治。下者，舉之。言升發為可治。

腸中寒則腸鳴飱泄。　青為風而白為寒。黃赤黑為熱也。

小便清白為寒。　暴注下迫皆屬於熱。

澄徹清冷皆屬於寒。　胃中寒、腸中熱則脹而且泄。

脫形泄甚為逆。　五虛死。脈細皮寒少氣泄利前後飲食不入。

轉筋者兼風。建中加木瓜柴胡湯。

內經肝脾脈絡

金匱

轉筋者，木邪凌土也。抑陷於肝，寒侵於脾，陰陽交爭，氣血乖乱，而不能宣暢流行，凝濇其間，故循經注絡，縱橫又縮而瘈瘲悽楚也。凡脉之所過處，有俞穴，宜針宜灸，亦可解也。宜較之。

肝足厥陰之脉，起於大指叢毛之際，後入毛中，過陰器，抵小腹，連目系，循喉嚨，挾舌本，環唇內，後挾胃，屬

肝絡膽是病小腹脹痛眩暈嘔吐面青厥逆舌捲囊
縮
脾脉亦起於足大指之端上膝股內前廉入腹屬脾
絡胃上膈挾咽連舌本散舌下是病舌本强嘔泄不
食腫滿是病乃濕溫夾陰毒干於腸胃陷入肝脾由
陽而轉陰故危也然此症不作陰盛陽衰之醫則作

陰盛格陽之治。故其病狀、似中寒而非真中寒。似中熱而非真中熱。其僞病而必欲定治。定病而易於處脫者。可不慎乎。欲治此者。必以苦辛溫通。佐以鹹寒酸泄之味。故首推左金丸為主方。使金令左行而制木也。其中有吳萸直達厥陰而逐寒。黃連利火厚腸。而鮮毒。是寒熱互用。協和水火之意。再加木瓜酸澀舒筋兼以固陰引以童便之鹹寒熄也則其恙可鬆矣若濕寒瀰阻三焦勢甚難遏者以兼溫疎裡邪可合藿香正氣及平胃散或二陳六和湯等若濁陰固閉胸脘格拒清陽被壓者雖理中四逆湯亦宜酌用也水入即吐為水逆仲景用五苓散令人以開其濁陰泄其濕熱安其胃土選前方加佩蘭白蔻青木香

滑石、澤瀉、通草、伏龍肝之類。若身不温而肢冷者，加
桂枝。吐蚘者，宜苦辛酸降，左金丸合二陳去草，加烏
梅、炮姜。呃逆者，丁香柿蒂合橘皮竹茹湯。若得肢温
身暖，目赤舌边绛者，為表裏合邪已轉陽，又宜半
夏瀉心湯去參苓合益元散。祛腸風，有独活、防風根。
升清氣，有煨葛、炒柴胡，表也；有青葛、白薇，裡也；有炒

苓、麴、心、解毒、有炒銀花、甘中黄、養胃、有秫米、川斛、苡仁、扁豆、和陰、有穭皮、白芍、冬瓜子、以上及此湯藥丸散、皆應用之、亦看症消息、隨病加減、自可應驗、若遇凶危者、可預判而不治也、

辨吉凶輕重法

一瀉出清水、兼有黄糞花者、吉、如白膩、若鴨子清者、

者。藏液消亡。安不得死。

二肢体温和。無汗微渴。神氣平爽者吉。如喘渴煩躁

肢冷者凶。陰涸陽息。樞鈕已脫。不得不死。

三微有筋攣。目平不陷者吉。如脫形汗洩。或噦或呃

者凶。削肉亡津。陰衰氣絕。

四舌白温暖。唇爪微紅。聲音清朗者吉。如唇舌青白

而寒爪色青臨音啞者吉少凶多也一搏陰穴直中陽氣已亡筋阻血死、

五脈不沉伏筋絡無恙足底白瑩者吉如大轉筋口鼻冷脈尋伏者凶陰來陽絕也致死

六目睛有神微有黄色赤色暈者吉如目閉霧睛或目窠深陷形怯息微者凶此為昏脫必死

以上六款如遇四五款者可治
若犯一二款者必危

凡人之霍乱者風湿暍三氣為患也其病在三焦水穀之道路在上為吐吐兼暍也在下為瀉瀉兼湿也在中則吐瀉交作湿暍兼於風也風者内應乎肝肝主筋風急甚故轉筋也况肝氣所至為脇痛嘔泄胆亦附於肝胆病為吐湧湿者内應乎脾脾虚則洩湿下注而瀉也暍者火盛亢極炎蒸鬱怒而土氣發也

故陸然揮霍若疾風暴雨雷大水而流橫山崩而岸落故腸鳴吐瀉轉筋汗溥形削目陷壽症豈非脾胃之土氣專熏而怒發和古人謂所人身一小天地內外相應由此觀之惜其兩過而陰雲不開則人物水土皆宕為穴故濕陰上達遮蔽清陽肢倦冷若冰涼也然必使其化日光天陽氣透露病即解矣宜通陽

泄瀉法

王海藏曰吐瀉轉筋陽明病兼厥陰木尅土也以二陳建中平胃散等選用汗洩肢冷加桂枝脇下痛而脉弦者建中加木瓜柴胡湯腹痛平胃加木瓜手足厥冷者寒水侮土也故陽氣不能旁達四肢宜扶土溫中為法而兼以運濕開瀉六君子加姜桂又曰手足厥

冷脈微緩者屬厥陰建中加附子當歸湯若四肢拘急脈沉遲者屬少陰四君子加姜附厚朴若腹痛作重脈沉細者屬太陰四君加良姜芍藥然參不宜善用臨症自宜加減

程郊倩曰凡病全賴中州之氣旺則諸病可却今則吐瀉直犯中進脾胃不能主持一任邪之揮霍撩亂

其養生之地。毋論風寒暑濕飲食之邪，皆屬中氣乘張，邪陰來侮，以其病陰而症陽，變治為亂，是名霍亂。以其中處受擾，外氣輒亦失治。若身冷吐利，脈微濇者為正處，邪勝陽微，陰擾之故，宜溫經散，散寒扶陽，抑陰為治，總於溫經殖土。如徹其冷水，宜四逆、理中之類是也。所以热多欲飲水者五苓散主之，寒多不

欲飲水者理中湯主之即此而可知其陰陽寒熱哉
此症之異不過煩渴引飲為陽熱水入即吐為陰寒
此乃陽乘於陰陰阻陽氣互相凝結刻不待時陽氣
消爍形神頓脫陰氣閉濇血死命絶
張景岳云泄瀉傷於脾胃則水反為濕穀反為滯其
精華之氣不能輸化惟脾土未息可以清利攻逐化

陞驅湿。若脾土強者自能勝湿。無湿則不泄。故曰湿多成五泄。若風寒與热、皆得干之而為病也。若脾土已虚。虚則易泄。泄甚則關門不固、氣隨泄去。氣去則脾土陽衰而寒從中起。且陰寒之性下降。必傷於腎。故泄多亡陰。非特真陰亡、其陰中之陽耳。凡泄淺不愈。太陰必傳少陰而為腸澼之病也。因降泄已甚。而陽氣不升，藏氣不固，豈可以寒涼攻逐者乎？由此而推之，則暴注下迫，皆為熱矣，日久必兼寒也。久化為熱，非此病也。先哲云：治泄不利小便，非其治也。然小便不利，其因非一，有濕勝而不利者，水土相亂，并歸大腸也，宜五苓散分利之；有熱勝而不利者，火乘陰分，水道閉濇也，宜清心利小便，宜導赤、清心各半湯，渴有六乙湯而不利者以小腸析火氣化無權也亦宜五苓散分利之有脾虛土不制水清濁不分也五苓散有命門火衰而不利者因真陰虧損元精枯涸也八味丸加車膝又名金匱腎氣丸余曰肺金不能通調水道下輸膀胱者亦為不利也

驚風

驚者小兒居多因幼年氣血未充筋骨柔脆精氣未寔胆氣必怯一遇怪異形聲必觸目驚心而傷神也神傷則精竭精竭則䰟魄有上越不寧之象治宜鎮定之法經曰驚者平之但不可過剋必兼安神養心為要若兼六淫之氣而發者其症必重如大人兩感是也或曰驚者其候面青糞青多煩多渴其神識昏

迷而不比熱邪塞竅也

驗食指三關法

指側向陽三節裡風氣命關兒病机紋色紅黃隱隱分青驚白疳淺紅佳紫熱紅寒黃傷脾風關小恙氣關重直透三關命促矣聲有淚名哭分無淚聲短名啼分哭主氣結心煩悶啼主腹脇疼痛醫

驚有三症治各不同要當明辯

一曰急驚小兒卒倒痓厥肢攣口噤(一作緊)目直上視神昏抽搐(與癇症相類)因係屬純陽肝肺有風熱痰食薰蒸挾內風上越所致宜清風熱降痰火佐以消食平肢(肝)安神為要

疏風、 嫩防風 前胡 薄荷 桑葉 青蒿 白薇、

清熱、 羚羊角 黃芩 黃連 連翹 山梔 竹葉、

降痰、陳胆星 竹茹 竹瀝 竹黄 蘇子 石菖蒲 半夏 橘紅
白殭蚕 瓜蔞 海石 旋覆 茯苓 大杏仁 貝母、
消食、炒神曲 麥芽 查炭
枳实 厚朴 萊菔、平肝、石決明 天麻 鈎勾 羚羊
生鐵落 金箔 磁石、
安神、柏子仁 茯神 牛黄
灯心辰砂拌 硃砂、
二曰慢驚、小兒脾胃本薄。或飲食傷中。或吐瀉傷脾。
或瘧後正虛。或病後淹纏。皆能致此。其面色青晄。骨
軟短氣。昏倦如寐。目閉露睛。是陰衰陽脫之象。最為

危候宜扶土温中法。佐以消食運痰。宜理中湯。或六君子湯。佐以利氣調中。

扶土、党参 白朮 炒茅朮 茯苓 扁豆 山藥 薏苡仁 建蓮 芡實、

温中 乾姜 附子 煨肉菓 桂心 吳萸、

消食、同上選用、

運痰、白附 南星 製半夏 陳皮 殭蚕、

利氣、砂仁 木香 白蔻仁 香附 佛手 藿香 佩蘭 上沉香、

調中、秫米 穀芽 大麦芽仁 风末 石斛、

三曰似驚。似驚者，是似而非也。幼質表裡不寔，易於傷食、感冒，不拘風寒濕熱暑濕，皆能為患，致寒熱，或無汗而熱，或有汗不退，風襲營衛，每生瘛瘲，或致灼熱煩躁，口渴便澀，昏冒譫語，痙厥抽搐。寔是者，外風；虛者為內風也。陽傳於陰、險也。又有身熱夫食，迷悶筋惕者，因食滯胃中，風邪乘絡也。或舌苔焦燥，作熱昏譫。揚手擲足。胃腹拔滿者陽明府實也。宜下之。或神蒙不爽。舌若白滑。邊絳。撮唇弄舌。心經畜热者。主險。或鼻齒衄後而神昏詀語。舌若燥黑。循衣摸床。齒邪陷入於陰也。主危。或嘻笑撮空。肢震疾热。敘於心包也。主危險。或肝風夫痰工壅而昏憒眩暈。肢震目上視而搐搦。痙厥。即前文所謂內風也。或風热襲於經絡項背强几几太陽陽明合病也為痓症無汗惡寒為剛痓有汗不惡寒曰柔痓即前文所謂外風也凡此之類皆屬危險之疾不可妄作驚風治悞用金石毒藥而促其斃即將治大人之法而会意之可也

發散 生熟豆豉 生熟一室參 生熟葛根 荊芥 前胡 防風 香茹 麻黃 杏仁 薄荷 桔梗 柴胡 蘇葉 蟬衣 羌活 獨活 葶 桂枝

消食 生熟山查 建神曲 炒麥芽 建谷芽 製厚朴 炒枳殼 炒萊菔 炒枳實 炒萊菔 建青皮

清火、生熟山梔 生熟川連 生熟黃芩 連翹 生熟石膏 生熟大黃、
犀羚西黃 知母 人中黃白 茅蘆兩根 竹葉心 西瓜翠衣 銀花 金汁
地骨皮 鈎藤 桑皮 天竺黃 青黛 碧玉散 玄明粉、
清徹、青蒿 白薇 桑葉 秦艽
雞蘇散 丹皮 荷葉梗、
養陰、鮮沙參 生地 元參 鱉甲 龜版 生熟首烏 鮮石斛 麥冬
天冬 玉竹 穭皮 天花粉 白芍、
化痰、生熟橘紅 竹茹 竹瀝 竹黃 瓜蔞粉 杜蘇子 白芥子 製半夏
製膽星 茯苓 川大象貝母 杏仁 馬兜鈴 旋覆花、
滲利、赤豬二苓 滑石 澤瀉 益元散 六一散
車前子 竹葉 通草 赤芍、
潛陽、石決明 牡蠣 生蛤殼
方諸水 田螺 龜鱉甲、宣穢、藿香 佩蘭 貫仲、
白蔻 降香

開竅、牛黃丸 紫雪丹 抱龍丸 一寸節菖蒲 至寶丹 紫金錠、

腫脹論

腫脹一証、無不由於脾肺腎者。蓋脾土主運行、肺金主氣化。腎水主五液。凡五氣所化之液、悉屬於腎。五液所行之氣、悉屬於肺。轉輸二藏。以致水生金者、悉屬於脾。故腫脹、不外此三經也。但氣血陰陽虛实。不

可不辯。若在氣分者，心胸堅大而病發於上。先因水腫而後經斷。血、分者，血結胞門而病發於下。先因經斷而後水脹。必小便利而大便黑、。但男子雖無經而見症却相似。男為畜血。腹見青紫筋。四肢發赤痕紅縷。宜金匱下瘀血湯。不應，抵當湯去水蛭。加樗雞作丸。桐子大。空腹日進三丸。待血下即止。輕則、散血消脹湯。女為血腫。或經斷。或崩後。產後。為营虛瘀滯。經脉不通。血化為水。流走肢腹。脉濇面赤黑。宜去瘀通血脉。用琥珀壽金蘇木劉寄奴。生牛膝汁。或散血消脹湯。挾寒者。里神散。陰症以寒。寒者多虛。虛則溲清便溏。脉細無力。先腫於外。而後腫於內。或情志多勞。或酒色過度。日積月累。其來有漸。每成於經月之後。

治之以建脾疏氣利水甚則溫補脾腎陽証必也
者多寔實則小便黃赤大便閉結脉數有力先脹於
內而後腫於外或六淫外客或飲食內傷陽邪急速
其至必暴每成於數日之間治之以清熱疏氣利水
甚則發表破積所謂開鬼門潔淨府也有不大寔不
大虛者先以清利見功繼以補中調攝有標寔本虛

者瀉之不可補之無功極為危險不過急者先除此氣血陰陽虛實之辯治也繆宜亭曰果不得汗腫從而起其為風水若脾氣壅抑不得流注波浅有走腸而便溏宜桂枝、白朮、羌、獨、防己表更以蒼姜皮藏樹目未至可千處然又有提其綱者曰諸濕腫滿皆屬於脾諸氣憤鬱皆屬於肺總以濕糾鬱脾肺流注於經隧而為之腫滿可明矣宜疎利為先疎補為次濕補為末也凡病無不先傷其氣而腫脹由氣病而成之也然治氣之原有三。一曰肺氣、若使肺氣清。則周身之氣下行矣。二曰胃氣、胃氣爽、則胸中之氣、曠、達矣。三曰膀胱氣、膀胱之氣旺。能吸引胸中之氣、同下行矣。所謂津液藏也。氣化則能出矣。然腎氣、即水氣也。宜靜而不宜動。以腎中之陽虛。則水寒之壅遏而動。腎以膀胱為府。動必先注於膀胱。況本氣不化。反得腎邪以乘之水氣脹滿勢必逆奔於上而胸膈皆窒塞而為喘欬矣故又有理肺與理脾之殊先喘而後脹者為寔治在肺宜瀉肺疏風先脹而後喘者為虛治在脾宜扶土生金（繆宜亭治三瘧面目浮腫宜運脾胃之陽益命門之火用六君子湯加減去參甘草加桂枝姜附）

張介賓曰腫脹之病多屬於水水本畏土因土虛不能制水則寒水反乘脾土泛濫為邪其始生也必從

陰分漸次而升然木雖制于脾而寔則通於腎腎本
水藏而元陽之寓也若腎中陽虛則命門火衰既不
能自制陰寒又不能溫養脾土則陰不從陽而精化
為水水溢而動注於膀胱所謂陰陽不正皆化為邪
須知腎經之失司火盛水虧則病燥水盛火虧則病
濕故水腫之症多屬陽虛也

喻嘉言曰凡脹病。皆因脾胃之氣虛弱。不能運化水穀精微。致聚而不散。清氣下陷。濁氣上逆。則胸腹填塞。濕熱相蒸。遂成脹滿。小便短濇。其病膠固。難以治療。惟宜半補半瀉。健脾順水。寬中為主。宜平胃合二陳四苓散去甘草。加川連。或六君子以甘辛去之。加通草。若過用猛藥取快。一時反傷正氣。後脹不救。且

以分消湯丸隨寒熱虛實加減調之
又曰從來腫脹於遍身頭面者屬實易治看五藏六
府之見症或瀉肝瀉脾瀉肺瀉大小腸膀胱所謂潔
淨府也或疏邪發表所謂開鬼門也若單單腹脹爲
虛則難治也蓋因脾胃正氣衰微邪氣久已窒塞清
不升而濁不降互相結聚牢不可破正虛邪實攻補

难施。且以疎補中宫。或宣布五陽為上。若腫甚於左半身者肝腎間有瘀血也。宜散血為要。甚於右半身者。脾胃中有積滞也。導氣為先。若但面目四肢浮腫、屬濕也。五皮飲、加苓連滑石、澤瀉。若脇下先脹而旁及於中者為風木之邪。起於東方肝木。土敗木賊。中央受困。脉必浮弦。宜土中泄木。小建中湯。若腰以下腫。所謂傷於湿者，下先受之，當利便小。腰以上腫，所謂傷於風者，上先受之，當發汗乃愈。又若少腹脹而上繞者，為虚寒，脉必沉小，宜益火消陰，金匱腎氣丸。又古人有言曰：目下有臥蚕起之狀，曰水。凡肥白之人兼湿痰，二陳、六君子湯，或平胃、五苓散加減。瘦黑之人兼湿熱，宜川連、厚朴、苓、瀉、滑石。又凡病後腰脚浮腫者為有水氣。胃苓湯。

余曰腫脹二字。皆有虛実。腫者標寔本虛。脹者本実標虛。皆非易治。總以急則治標。緩則治本。

凡脹勢朝甚屬氣虛。暮甚屬血虛。朝暮皆甚。氣血俱虛。

凡藥

以金鈴胆草青皮鬱金呉茰芍桂、以瀉肝也。沉木二
香、砂蔻二仁、蒼白二朮、橘腹姜皮、枳寔厚朴、以瀉脾
也。蘇子杏仁、桑皮葶藶、前胡旋伏、枳桔以瀉肺也。大
黄芒硝、梹榔以瀉大腸也。木通防已、二苓澤瀉、車前
滑石、以瀉小腸膀胱。所謂潔淨府也。麻黄防風、羌獨
二活、紫葛葱白、柳枝煎、洗發汗散邪。所謂開鬼門

也。附、桂、姜、萸，所謂宣布五陽也。芫花、甘遂、牽牛、大戟，所謂去菀陳莝也。理氣分者，通滑脾之葯；治血分者，以琥珀、猩絳、延胡、鬱金、丹皮、澤蘭、歸尾、桃仁、牛膝、赤芍。

先賢又曰：凡為腫脹，皆屬本虛症實，攻補兩难。欲辯虛寔，須以火酒乘熱飲之，覺辣喉者屬寔热，宜進苦寒燥濕攻堅之剂；若飲之如覺冷水者，属虛，宜宜投辛熱温補之品。

湯藥丸散

金匱下瘀血湯、桃仁 大黄 䗪虫、抵當湯、水蛭 桃仁 虻虫 大黄、

散血消脹湯、歸尾 五灵脂 川芎 製半夏 紫蘇 生姜 肉桂 台烏葯 木香 煨蓬朮 砂仁 炙草、

單脹新增湯、單腹脹急有良醫、腹皮青皮又姜皮、厚朴木香海南子、苍朮白朮桂木苓、

黒神散、熟地 當歸 白芍 肉桂 炮姜 黒豆 炙草 童便 黄酒 生蒲黄、

平胃散、蒼朮 厚朴 陳皮 甘草、 二陳湯 半夏 陳皮 茯苓 甘草、

四苓散、白朮 澤瀉 猪苓 茯苓、 六君子湯、人參 白朮 茯苓 甘草 半夏 陳皮、

中滿分消丸、湯同、 白朮 枳實 厚朴 半夏 川連 黄芩 乾姜 茯苓 猪苓 人參 澤瀉 甘草、

五皮飲、 陳皮 姜皮 桑皮 茯苓皮 大腹皮、 小建中湯、白芍 肉桂 生姜 甘草 大棗 飴糖、

金匱腎氣丸、熟地 山茱萸 山藥 丹皮 茯苓 澤瀉 肉桂 附子 車前 牛膝、

五苓散、 即四苓散、加肉桂。 胃苓湯、即平胃散合四苓散。

丹方、以陳香櫞去穰入人中白煆研末、每朝空腹服。水腫通草湯送。氣腫用砂仁湯送。血腫用土牛膝湯送。虛極者人參湯送。此方能散積滯。而不傷元氣也。又方治水腫、用活魚一個、去腸雜、以獨蒜頭填滿其腹線縫、以白酒煮食。若得矢氣二便再通者腫即消也。虛人難食者、煆灰研細分三次沙糖調服亦清。倘過三四日復脹者。宜再服必愈。愈後接服健脾理氣之藥。繼則溫腎藥調之。凡腫脹之病。最忌鹽醬糟物。若不得已。惟秋石可代之。

脈息

弦浮數大者。為陽為實易治。沉遲小濇者為陰為虛難治。

絶症

腹脹身熱者死。寒熱如瘧者死。兼泄痢者死。
便血者亦死。腹大腹四末清脱形泄甚者死。
五傷者死。唇黒或腫肝傷。缺盆平心傷。
臍突脾傷。足心平腎傷。背平肺傷。陰囊
及莖腫腐者死。

頭風痛論

内經之論頭痛風也寒也濕也皆六氣與正氣相搏經氣逆上干於清道不得運行壅遏而痛也頭為天象居於至高惟風易到又為諸陽之首五藏六府清陽之氣精華之血皆會於此故天氣六淫之邪人氣五賊之變皆能相害或蔽覆其清明或瘀塞其經絡與血相搏脈滿而氣血亂則痛乃甚此實痛也川芎

茶調散。挾痰者選奇湯。 因風痛者抽掣惡風。消風散。 因濕痛者頭重而天陰轉甚。羌活勝濕湯。或兼痰者青空膏。兼寒者羌活附子湯。 因痰痛者頭旋昏重而欲吐。肢寒。半夏天麻白朮湯。或導痰湯加天麻。 氣虛痛者惡勞動。補中益氣湯加蔓荊。或六君子湯加防風。 血虛痛者善驚惕。其脈

芎四物湯加人参細辛蔓荊。然新而暴者但名
頭痛。深而久者名為頭風。其頭風必害眼者。經所
謂風生於春。病在肝。目者肝之竅。肝風動則邪害
孔竅也。又曰風濕挾於頭。痛上壅損目及腦痛。
偏正頭痛。年深不愈。並以清空膏主之。上熱目赤。
頭痛下寒。足脛為甚。大便微閉。既濟解毒湯。

若四肢盡冷。胸痞多痰者。玉真丸。 又曰。頭風頭痛。
宜溫藥。先用消風散。或活羌勝濕湯。若有汗不止。因外
挾風寒。內乘虛也。選奇湯。或川芎茶調散加連翹
酒炒芩、連、桑葉、菊花、白夕利、蒜加減。若汗多痛甚者
又兼濕也。宜蒼朮半夏湯。 若久而不愈。因挾痰涎
風[illegible]風火。壅遏經絡。致氣血凝滯。二便閉澀者。以

酒大黄末濃茶調服輕則川芎茶調散合二陳湯加酒炙梔芩或以逍遥散加葱豉 又若傷寒三陽經頭痛則照三陽經治之邪解而痛止也 偏頭風者半边頭痛也李士材曰左為血虚右屬氣虚並宜芎犀丸薛立斋曰右屬風兼浮腫以薄荷荆芥兼痰加蒼术半夏 左屬血多虚痛以川芎

當歸。火甚加黃芩石羔。 若因於寒者，金匱頭風摩散。又法以川烏末醋調塗痛處。 又法以細辛華撥研末，猪胆汁調塞鼻中，或曰左痛塞右，右痛塞左。 又方用川芎五錢。 晚蚕沙二兩。 殭蚕照病人歲數，以水五碗，煎至三碗，就鍋中以厚紙糊封其口。間一孔如錢大，取葯氣薰痛處。每日一

次。暴則三次必愈。久則五次不發。又曰半邊頭痛有
良方。紫夏枯草香附湯。又荷蒂七枚生姜七片。
陳茶一撮。水酒各半煎服。取汗乃愈。又法以草
蔴子三錢。大枣九個去核 共搗塗紙上。用筋捲之
去筋出孔。納於鼻中。良久得清涕下即止。又法以
紅娘子七枚。大茴香七瓣共研細。同連鬚葱白頭七

個。搗塗紙上貼痛處立止。又曰凡頭風不諸藥不効。用大附子一隻。切、和菉豆一升煑熟。去附子。但服汁豆即愈。内經云、頭痛乾嘔吐涎沫者吴茱萸湯主之。凡患偏頭風者因平素先有濕痰。加以外風襲之。久鬱成热。少陽厥陰二經風火擊動濕痰之氣。左痛忽移於右。右痛忽移於左。所以互換痛之最

易損目。光用川芎茶調散。後用川芎薄荷、桑叶白菊
花、羚羊山梔、酒芩蔓荊、白夕利石决明、蚕沙等辛凉
清上搜風之劑。　又眼眶痛有二症。肝虛見光則
痛。生熟地黄丸。　肝經停飲痛不可開。晝靜暮劇導
痰湯。　雷頭風、頭中如雷鳴。痛而起核塊。宜刺出血。
因風邪外客者清震湯。或因痰火生風者　才用才

皂姜汁製半夏。酒炒大黄先。殭蚕 連翹 天麻 黄芩 梔仁 桔梗 薄荷 白芷 冬桑 硝煅蒙石 共末為丸。臨卧茶湯送。大頭瘟天行時疫也。甚而潰裂出膿。宜普濟消毒飲。甚則犀角荊芥散。若面赤△唇青神清熱淩者吉。若面白欲脹不起。神氣昏蒙者凶。甚而亦有夾班者險。宜辛涼解表。若得班透神清。又宜清熱解毒。若見神昏譫語而卽陷者。

危。輕者腫在兩耳後前，名曰鮮發頤，俗名時毒。

又名風毒。宜桔甘湯加薄荷 荊芥 牛蒡 連翹 黃芩

真頭痛，其勢甚腦盡痛，四肢寒，旦發夕死，夕發旦

死，無治也。

湯藥丸散

川芎茶調散 荊芥 防風 細辛 白芷 薄荷 羌活 甘草 殭蚕 菊花

選奇湯、羌活 防風 炙草 酒炒黄芩、

清風散、見湯頭歌訣、

羌活勝濕湯、見湯頭歌訣、

青空膏、見湯頭歌訣、

羌活附子湯、麻黄 蒼朮 黄芪 羌活 防風 升麻 附子 白芷 黄柏 殭蚕 炙草、

半夏天麻白朮湯、見湯頭歌訣、

導痰湯、見湯頭歌訣、

補中益氣湯、見湯頭歌訣、

六君子、即四君子加半夏 陳皮、

四物湯、地芍歸芎、

既濟解毒湯、大黄 黄連 黄芩 俱酒炒 當歸 連翹 桔梗 柴胡 升麻 甘草、

玉真丸、硫黄 石膏 半夏 硝石 共末姜汁丸 寒甚者 去石膏 加 鍾乳粉、

蒼朮半夏湯、柴胡 升麻 蒼朮 半夏 茯苓 藁本 神曲 甘草 生姜、

二陳湯、 逍遥散、 俱在湯頭歌訣、

芎犀丸、人参 麦冬 茯苓 炙草 山梔 石膏 細辛 川芎 犀角 朱砂 冰片 阿膠 共末蜜丸、

頭風摩散、大附子一枚 炮 青盐 共研末擦痛處、

吴茱萸湯、人参 甘枣 生姜 吴萸、

生熟地黃丸、生熟二地 羌活 防风 甘菊 石斛 杏仁
炒枳壳 牛膝 共為細末蜜丸、

清震湯、清震湯用青荷葉
升麻蒼朮同煎吃、

普濟消毒飲、見湯頭歌訣
氣虛便溏加人參
火實便秘酒大黃、

犀角荊芥散、犀共 生地 荊芥 連翹
大貝 赤芍 甘草、

甘桔湯 未效、

脉息、浮滑為風痰易治 浮弦為風 細或緩為湿
短濇為虛難治 浮洪為火

疝氣

内經曰任脉為病男子内結七疝（寒水氣血狐筋癩也）女子帶下瘕聚（月水不調肝邪橫逆）與疝同類也張子和言疝為筋病皆挾肝邪也夫肝主筋疝則筋急因肝氣失於疏泄以致橫逆寒邪得以循經入絡致血氣凝聚而為之脹痛也然有内外之殊在少腹裡急攻衝者甚至嘔噦者為内也若牽引睪丸偏墜腫痛者為外也丹溪謂

濕熱不過補前人之未備古云寒則多痛熱則多腫虚與濕皆腫墜在於血分者不移在氣分者多動故諸寒收引則血濇而歸肝下注於左丸諸氣憤鬱則濕聚而歸肺下注於右丸故患左丸者痛多腫少患右丸者痛少腫多此確然也又曰暴疝多寒宜温經通絡久疝多熱宜辛香流氣稍佐苦寒以清降然因

於寒湿者十之八九因於湿熱傷營者十之二三治之者不必以取名目而惑於多歧稍不中竅而反為悞也但使其肝得疏洩則氣血通調病即鮮矣若脹痛拌着反有寒熱者宜入瘍科例治之

藥法

寒氣宜 吴萸 大茴香 肉桂 小茴香 附子 香附 青皮 蘇梗 木香 烏藥 乾姜

血滯宜 桃仁 猩絳 當歸 鬱金 延胡 查炭 赤芍

散結宜 荔枝核 金鈴子 橘核

祛風宜 羌活 獨活

利湿宜 蒼朮 萆薢 通草 澤瀉

清火宜 焦梔 川連

通絡宜 旋伏 爪絡 葱管

和補宜 牡蠣 白芍 藕花炭

湯藥丸散

導氣湯 治寒疝 川楝子 小茴香 吳茱萸 廣木香

荔枝散 治外疝腫痛、 煆荔枝核 大小茴香 川楝子 沉香 木香
青鹽 食鹽

烏頭梔子湯 治內寒外寒 炮黑川烏 炒山梔仁

疝氣方 治寒包熱、 荔枝核 焦山梔 山查 枳殼 吴萸

橘核丸 治癩疝消血瘀食積、 川楝子 肉桂 厚朴 枳實 元胡 海藻
海帶 昆布、桃仁 查炭 木香 木通、

立効散 治氣食相併 醋炒香附 吴萸 青皮 枳實 山查
鹽炒小茴 湛浸蒼朮 姜汁炒山梔、

蟠葱散 治風寒濕阻氣血 連鬚葱白 羌活 官桂 炮姜 丁香
蒼朮 莪 檳榔 延胡 炙草、

酒煮當歸丸、通治瘕疝、 酒炒當歸 炒川楝子 炒熟附子 炒小茴香 醋炒延胡 廣木香、

橘香散、治睾丸偏墜、 炒小茴香 鹽炒煆荔枝核、 木香 川楝子、 炒查肉 炒橘核 沉香

當歸四逆湯、溫通氣血 製附子 小茴香 赤芍 延胡 茯苓 川官桂 柴胡 歸尾 楝子 澤瀉、

金鈴子散 洩肝活血、 加元胡、 蜘蛛散 治狐疝、 炒蜘蛛 肉桂、

苦楝散 溫通氣分、 巴豆炒川楝子 木香 鹽水炒茴香、

木香楝子散 治久疝、 炒菖蒲 炒青木香 炒荔枝核 炒川楝子 萆薢 射香

木香散

木香散 治肝厥痛、乾姜 良姜 陳皮 木香 溫氣消痰、牽牛 川芎 枳寔 草蔻、

岳山治一人、左脇墜痛、諸藥不效、用溫疎氣血、佐以補之、立驗、以炒柴胡、煨葛、桂心、姜片、赤白芍、歸身、炒黃、煨木香、砂仁、佐以蒼朮、牛膝、炙黃芪、荊芥穗、其人服之、大益無損、可謂奇異、

脉息形勢

脉弦急搏皆病、牢急者生、弱急者主少多死、尺部脉滑為宂病、外病多憂厄、內病防殞命、

交腸

交腸異疾、世所罕見、然亦不可不知、因醉飽過度、或

憂鬱大怒或怒力驚駭遂致藏氣乖乱腑氣不調所以大小便易位而出也治法當宣吐以開提其氣宜五苓散加木香探吐肥人多痰者二陳湯加枳實木香探吐使闌門清利得司泌別之職則糟泊穢濁之氣各循常道而出矣

然觀醫治之驗惟先賢每取其兼症治之不治本

病若兼症得瘳而本病自歸正道而愈矣

痺證

痺者繁劇之症因風寒濕三氣雜合而爲之痺也喻嘉言曰人之陽氣通利溫養百骸壅則壽而成疾今風入陰分寒濕互凝擾亂血脉身中陽氣不得通陰而致痺也當以辛濕之濟劑流散寒濕開發腠理氣

得通而血得行。病自安也。李士才曰、雖雜之病。然亦有源頭而致輕重。故以勝字別之。然後參合而治。方可易於奏功。

風勝為行痺。上下左右。游走無定。與血氣相搏。叙於關節。或赤或腫。而成流注也。宜散風為主。兼以禦寒利濕。防風湯、主之。或川芎肉桂湯。若風勢火熾。而有

毒滞者○防風通聖散○或大秦艽湯○

防風湯、羌防桂枝葛根芩○朮参帰草杏仁秦○加姜酒○

川芎肉桂湯、二防、羌獨川芎桂○柴草帰花蒼朮酒○

防風通聖散、防風甘桔大黄硝○荊芥麻黄梔芍芩○薄　滑石○芎帰芩朮石羔、

大秦艽湯、朮参帰芍二地黄○防風独活石膏秦○芎芷辛芩甘草羌○

没藥酒、酥炙虎骨、没藥減半、共末酒送、

湿勝為着痺○四肢緩弱○汗多麻木○精神昏冒○而無虚○

宜利湿為主。兼入祛風解寒。兼調補營氣。蠲痺湯。或除湿蠲痛湯。或三痺湯。

蠲痺湯 薑黃、姜枣歸芪芍。羗活甘草姜血調。

除湿蠲痺痛湯 二朮羗苓澤瀉栢。炙草姜汁竹瀝服。

三痺湯、 兩地甘苓、歸芎防秦、

通幽湯、 二地歸桃仁。紅花升麻仁。

潤腸丸、艽防皂角歸尾羌。桃麻二仁共大黄。

承氣養營湯、知母歸芍地、朴實大黄利、

脬痺者，少腹膀胱按之內痛，若沃以湯。澀於小便。有寒熱瘆三証。寒者如暑濕內阻。宜五苓、六一散、或萆薢分清飲。若因腎氣虛寒者，宜茯苓丸。寒阻氣滯為疝者，導氣湯。熱者因營熱肺燥。小溲赤痛。宜腎瀝湯導赤散。 瘀者若男子努力損傷。女人産後瘀留多有此症。宜桃仁承氣湯。或失笑散。大黄牡丹湯。或金鈴子散。加青皮赤芍。

五苓六一散、

白朮澤瀉猪茯苓。官桂滑石同甘草。

萆薢分清飲、

萆薢石菖蒲、草梢烏藥入益智茯苓塩

茯苓丸、

八味丸中去丹皮。牛膝細辛紫苑須。

導氣湯、金鈴茴香與木香。吳萸煎以長流水。

腎瀝湯、犀角羊腎五茄皮。木通桔梗桑螵蛸。麥冬赤芍并杜仲。

導赤散、生地木通、草梢竹葉、

桃仁承氣湯、桃仁甘草大黃硝。加桂枝、

失笑散、五靈脂、生蒲黃、共末黃酒送、

大黃牡丹湯、大黃丹皮共桃仁。芒硝瓜瓣、

或因產後。敗血流經。少腹痛而寒熱往來者。為營虛瘀滯。絡氣傷阻。凝寒化也。最不易治。只因攻補难施。惟宜化瘀摟絡為主。用逍遥宣經湯。或當歸川芎湯。牡丹皮散等治之。如其不應。編入痨科。

逍遥宣經湯、柴胡歸芎姜甘草。山查香附薄荷苓。

當歸川芎湯、四物湯加玄胡索。桃仁紅花行瘀確。澤蘭香附青陳皮。牛膝丹皮玄胡索。

牡丹皮散、歸尾桂心知术芍。三棱莪茂酒水煎。

脚氣

張錫三曰脚氣之委屬於湿热之痺內經曰諸湿腫滿皆屬於脾又曰傷於湿者下先受之盖脾主四肢足居於下而易受其湿鬱而成热湿热相搏其病作矣先從氣衝穴隱核痛起繞及兩足紅腫而惡寒發热狀若傷寒是其候也或一月或半月復作如故漸至

足筋腫大如瓠者。古書胃皮不已。而傳腎。則善脹足攣難伸。身不能直。防成癱瘓。此五藏之傳化。內傷症也。理宜從治。當舍本求末。所謂邪變而法亦變也。

熱痺腸痺胞痺喉痺論

熱痺者。藏府移熱。復遇外邪。搏滯經絡。留而不行。肌肉熱而唇乾。或成熱癰。宜疏風清熱。稍入熱劑引經。

升麻湯或為疥癬宜疎風養血獨活寄生湯或二妙散。

升麻湯、升麻羌防和犀羚。參桂茯神竹瀝冲。

獨活寄生湯、

虎骨散、酥炙虎骨敗龜版。芎歸牛膝同萆薢。羌活肉桂酒調服。

四物潛行散、芎地芍歸牛膝桃。黃柏陳皮枳殼草。

牛膝丸、仲膝兎丝防風桂、蓯蓉萆薢蒺藜湊、

續断丸、蛇里川烏牛膝断、萆薢防風黄酒送、

煨腎丸、兎丝仲膝蒺防風、萆薢蓯蓉補骨脂、肉桂葫蘆巴猪腎、

虎潛丸、當帰熟地虎脛亀、黄柏知母牛膝隨、白芍鎖陽陳皮入、

兼筋丸、熟地天麻膝兎丝、蓯蓉木瓜五味子、酒炙鹿茸、

通補筋血方、三物二君断膝仲、苁木丹红寄桑共、

史國公藥酒、虎牛膝鱉白茄根。蒼耳防風羌獨萆。當歸秦艽杞松節。

凡痺症、久而不愈。則筋脉受傷。正氣日虛。營血漸損。必成癱瘓。故前方用攻。後方用補。總使其邪去正存。百脉流利。自可康健也。

喉痺

內經言、一陰一陽結、謂之喉痺。一陰者少陰君火也。一陽

者少陽相火也二脉並絡於喉火與痰結又兼風寒則脹痛而痺矣不拘喉風乳鵝通稱為痺然此皆外症也今將內傷喉痺另立一門特表而出之

內傷喉痺者經曰邪客於足少陰之絡循喉嚨挾舌本因其人素有痰涎復挾陰火上升寒結咽喉則生瘡瘰於舌根阻其要道致嚥物不舒而痛也或欬痰

失音而入損症之例或因風熱傷肺兼之腎水枯損
相火無制先用清疎上焦之法以華蓋散去麻黄易
前胡次用黄芩知母湯或補肺阿膠湯或清燥救肺
湯其人參易沙參後用壯水清金玉女煎或六味丸
加麥冬五味若兼欬血者紫菀湯
張景岳曰喉痺一症有實火虛火之分實火易治即風

熱也或抑怒而起肝胆之火或多食辛甘肥膩而起胃陽之火若虛火者腎中水虧之火也或色慾過度元陽虧損是無根之火遊行無制挾虛上熾壅塞於咽喉之間或為腫痛或為瘡泡審其實則治標宜清凉並降痰火虛則治本宜補腎水而制其火六味丸甚則用滋陰丸若無根火動者又宜引火歸原也

八味腎氣丸何則分陰虛陽虛之名須知用六味丸者陰虛也服八味丸者陽虛也

青蒿與柴胡辨論

葉天士曰青蒿減柴胡一等亦是少陽經本藥但青蒿之性苦寒清徹肝膽之熱和若風寒尚未化火宜透白身熱未汗者不得擅用恐苦寒折其發越之

陽氣而反添其熱若兼協熱自利者愈忌也若如此見症病本不在少陽不若悞用柴胡猶可解拭病亦未為損害故青蒿之用汗後半邪半火舌边絳而苔白或半絳苔黄兼熱自汗陰虧火熾者佐以元参鱉甲丹皮白薇之清微若陽邪熾當兼清肝肺佐羚羊鮮地鈎勾連翹知母桑葉之屬其二味雖為半表半

裡之藥。視其風多用柴胡，火多用青蒿，液充氣實用柴胡，津虧氣弱用青蒿，理必然也。但使（使當作此）二味之佐使者，黄芩山梔也。余曰：陰虛風勝，兼防風可代柴胡。

養心集上卷壹貳終

下

橋井居士手録

濟世壽人養心集

養心集目録下巻壹貳

琴東葛繩鎬著

瘧疾　痢疾　淋濁　疫邪霍乱　腫脹

失血　崩漏　胎前　產後　痺症

瘋癲　附失心瘋　傷寒狂譫　危脫見症　應驗雜方

夫溫邪候外熱不已。常云化火傷陰。最恐陽升風動。搃以羚羊角鮮沙參。桑葉丹皮。鉤〻赤芍為君。有欬、加前胡杏仁。旋覆川貝。有眩、加石決明。液枯、加玄參麥門冬。熱戀、加蒿芩喬[illegible]。其加引、每以竹葉茅蘆根竹茹等。

傷寒汗出不解例

凡治疫热汗出不解者，必有所因也。或苔白滑，脉兀数者，表邪未盡也。或白苔厚者，邪挟食也。滿佈者猶甚。若胎如積粉，脉数糢糊，邪蘊募原。或苔薄而歛，邪恐傳營。若苔白舌边絳，脉弦兀数，班疹未透也。或苔轉黃，為胃热；轉灰，為肺胃热；轉黑燥，為肝腎热，而兼血分。反無汗出，神識神昏蒙，表未盡，宜梔豉湯合荊芥連翹枳桔扶食者加生山查焦麦芽枳寔炭焦建曲厚朴等積粉苔達原飲解之苔薄皈後豆卷青蒿山梔連翹丹皮白薇元參尋金班疹未透照表未盡加薄荷蟬衣牛蒡花粉杏仁苔轉色者另換湯葯

諸血証

失血一症名目不一若不考其頭緒便為束手無策今博集群書分循論理如絲入筬治之必當也

張三錫曰營血之行各有常道一有所傷則錯亂沸騰血本隨氣而行若氣平而血必盈和氣逆則血從上泛氣陷則血隨下洩氣滞則血凝作痛或生瘕癖癰疽氣有餘必挾火氣不足便兼寒今詳考内經之

論若氣亢於上焦之陽分則陽絡傷而血外溢者血隨氣上而溢於口鼻也若氣并於下焦之陰分則陰絡傷而血內溢者血隨氣下陷於二便也然血之與氣身形之中不可些離也離則死矣然其血之原也生於心而統於脾藏於肝而攝於衝任各有專司得氣貫而為之樞紐也若有所觸則運化失常或凝而

不流或妄行上下然其致病之由有三因之來或內或外或不內不外也然必陰分先虧而後得其病因也外因者感天地間六淫之氣身發寒熱風火乘於肺胃擾動營絡氣熱甚而血上溢故或見於齒鼻或出於欬嘔雖云得熱衄而熱解者為經洏邪之輕也得衄而不解者致熱陷於裡為重宜清疏絡中

風熱瘀滯。豆卷　荆芥炭　降香　川芎尾　紫菀　絲瓜絡
連翹　黑山梔　白薇　青蒿葉　藕節　鮮葦莖

内因者，暴怒傷肝，血液不藏；或勞損心脾，血無主領，不生不統；或房勞憂恐傷精，傷腎少陰之氣，當藏不藏，隨肝氣之疏泄，引血上載，所謂水不寄火，龍雷升騰也；或衝任氣虛，蘊熱不能攝血，以致升逆。其四者之來路各有形處：怒傷肝，主嘔；損心脾，主欬；傷精主

咯衄蘊衝任主吐其治皆宜育陰降氣涼血也

生地　龜版　元參　鱉甲　首烏　阿膠　淡菜

海參　穭豆　丹皮　女貞　旱蓮●冬瓜子　犀角

鈎〻　花粉　銀花　白薇　黑梔　桑皮　童便

藕節　茅根　黛蛤粉　瓊玉散　中白　蘇子　降香

麥冬　淮膝　枇杷葉　竹茹　不內外因者努力

掙拼血滯經脉不得宣運或痛或不痛或嗜酒生热積於藏腑中氣受傷血不歸經故或上或下也但下行為順上出為逆宜活血調氣

參山漆　桃仁　猩絳　延胡索
歸尾　郁金　絲絡　葱管
通草　新会　桑枝　紫丹參　血餘炭　降香　紅花　澤蘭叶
赤芍　茜草　川斷肉　藕節　山查　旋伏　蘇子　青皮
香附　枳壳　砂仁

繆仲醇曰治血逆有三要血不循經入絡者氣逆上湧也一曰宜降氣不宜降火氣有

餘便是火。氣逆即火逆。氣降即火降。而血歸經矣。
二曰宜活血。不宜止血。活則絡和而得安。止則絡滯而凝濇。壅閉脹悶矣。蓋血得熱則行。然又不宜辛燥大熱之藥。恐耗散元神而益助其火也。得寒則凝。然亦不宜苦寒之味。折其生氣。則血凝而瘀塞矣。宜涼潤以清絡。則氣血自平矣。

三曰宜補肝不宜伐肝。肝藏血，肝氣敗而失其職，致血其離位，而或升或降也。伐則愈敗而愈亂，補則氣平而火熄。古人雖云：肝經實寔宜伐不宜補，然此補者，補其母腎也。水能生木，涵木則火不上逆矣。若血妄行，兼外感，必表之，宜清疏營衛。內傷七情，內內必燔燎，宜育陰清之。有之加白薇，無之用丹皮。

齒衄

者又名牙宣也其血泛齒縫或齒根中出也因腎虛火旺齒浮痛者鹽湯送六味丸加骨碎補外用鹽水炒香附末擦之若下焦元陰虛極血隨上泛最危之証宜大補之又有一種因陽明風熱上壅者清風散加犀角 連翹 山梔 薄荷 丹皮 白薇 人中白 外用藁本末擦之

若已化火燥熱便秘者用羚羊 鮮生地 製軍

赤芍 玄參 青黛 甘草 若衄盛不止○齦肉腐

爛○名曰走馬疳○是陽血熱毒滯也○以犀角地黄湯加

荆芥炭 連翹 銀花 甘中黄 茅根 蘆根 加外治法用[illegible]頻吹

嘔血者○血從腹脇而上○胃口而出○來○而滑脱傾刻盈

盆○其血本藏於肝而統於脾○經絡貫通而又屬於胃○

是經多氣多血○ 或積惱已久○氣傷血滯○中焦運

化失常滿則漫溢或怒動肝火鼓激胃中之血上湧如龍擾於澤則波濤沸騰也或努傷中氣或酒色內損精氣竭而血奪於上故泛溢也若兼有紫黑血塊者非寒而又非瘀皆由火甚銷爍而為稠濁如火過炎黑色是也然治之最難若急止之猶恐積瘀踈行之則血耗其血惟宜活血調氣滋陰清降宜

犀角地黄湯加茜草　童便　補任　甚則加桃仁炒黑大黄木香引其勢而下奪之。葉氏曰嘔吐失血是肝腎内損下元不能納氣厥陽上冒所致六味丸内加青鉛。牛膝。欬血者氣吊而上出也。蓋肺朝百脉下系通於心肝脾腎。氣動則病處之血易隨其上也。如濕熱之邪。蘊肺傷絡者。本屬上焦。治之猶易。宜東瓜善葦莖湯。合瀉白散。若有表邪者。宜荊芥麴薇。專降玄黑。

梔。玄参茅芦粉。紫菀瓜络藕節安。若欬痰紅。宜黑山
梔象貝、桑皮麥冬、竹茹花粉、白薇冬瓜子、茅芦根橘
紅。若努力宿傷。欬吐紫黑、血。勢甚雖過。兼之中氣滞
塞者。宜桃仁承氣湯、去芒硝桂枝。用酒炒大黄炭。加
茜根童便血餘藕節香附降香若欬血胸脇引痛
者宜活血降氣加蘇子杏仁麥冬延胡青皮炭金

鈴子或參山漆川貝桑丹二皮降香血餘茅根藕節
若脉弦脇痛而欬因血瘀滯絡者宜旋伏花新絳蘇
子杏仁歸鬚茯苓葑通草青皮法半夏不痛者亦
宜蘇子杏仁加茜草紫菀桑葉苡米川貝母冬瓜子
茅根　或欬即胸中隐痛吐出痰血腥穢或粉紅色
脉滑數者為肺癰桔梗湯若久欬痰多血少不痛脉

虛嗽者爲肺痿百合固金湯加茯苓　或補肺阿膠湯加苡仁或炙甘草湯去姜桂若勞傷元氣爲有根在中难治宜胃藥收功黄耆建中湯　去姜桂飴糖加人參玉竹或曰中氣弱者即謂陽虛與上同也今時用洋參茯苓桶白山藥苡米蓮心川斛紅糯稻根若欬傷血膜脹大上升兼痰而出者屬虛爲根深

蒂固愈不能治惟宜壯水清金八仙長寿丸去五味子加童便竹茹蛤花二粉玉竹川貝桑叶枇杷叶南北沙参桔梗又曰陰虛勞損宜阿膠龜鹿首烏元参稽豆皮生地丹皮女貞旱蓮甚則咽痛失音乃陰液無以上供厥陽燔燎不已所謂金破不鳴無治也勉用北沙参生地天麦二冬淮山葯阿膠鷄子燕

窠海参淡菜或腎精竭而陽無制肝陽而動無不
藏陽翔而溢即龍雷升騰之義内經所謂精不足者
補之以味取靜質有形之味調之鷄子阿膠湯紫
河車前海参膠淡菜膠燕窠屑龟版鱉甲熟
地炭牛膝炭甘枸杞五味子茯神紫石英
葉天士云凡欬血之脉右堅者治在氣分係震動

胃絡所致宜薄味調養胃陰如生白扁豆茯神北沙參苡仁之類 左堅者治在血分乃肝腎陰傷所致宜厚味滋補肝肺如地黄阿膠玉竹五味之類 氣逆甚者加懷藥炭青鉛 候癢痛者虚火上炎也加秋石女貞子玄參 經曰吐血欬逆上氣脉數有热不得卧者死 夫吐血者上文所言氣升血逆其血在心

肝脾腎衝任六脉因失其所司故上竄上逆也張石頑云凡血之上逆者皆由陰火隨氣而上也蓋氣與血兩相依附不可離也氣不得血則散而無統血不得氣則凝而不流故陰火動而陰氣不得不上奔陰氣上奔而陰血亦不得不上溢也血既上溢其隨血之氣散於胸中不得返於本位所謂下厥上竭也為

難治其法則宜補水火自降矣 龜鹿二膠 生地 阿膠 丹皮 元參 首烏 女貞 旱蓮

穡皮 宜順氣則血不逆 鬱金 蘇子 鈎鈎 牛膝 旋覆 桑皮

清瘀止滑血得安也 降香 血餘 童便 藕節 茜炭

咯血本從咯出根在腎而標在肺病之最重肺為清

肅之地多氣少血腎亦少血而藏精納氣今腎傷而

陰火叔動其氣不恒納以致升騰載血上冒李綫咽

喉欲出不得故咯而出也與陰虛火炎欬血同數稍疾中血絲謗名金線吊紅是也宜四物兼行潤肺調營鹹降益氣 麥冬 玉竹 阿膠 丹皮 紫菀 白芍 童便 中白 淮藥 茯苓 牛膝 橘白 穭稻根

若病久宜六味丸 加麥冬五味 若見中焦隱隱痛面而黃者宜清瘀養陰為治

五臟一腑氣血總論

肺朝百脈統領諸經之氣心生血而發現精華通達神明肝為血海而司性為氣血之帥脾統諸經之血為營衛之主腎為納氣藏精之地命萬之基胃為水穀之海氣血充繁之要道此六者為血症之大綱領也其失血之來因不同一為怒動肝火而嘔血者一為勞傷元氣或淫慾傷腎陰大上炎而欬血者

一為等熱傷胃脾不攝血致氣火上越而吐血者一為腎陰竭而火泛若龍雷升騰致等結咽喉而咯血者種種治法已備於前矣 今再詳其血處何以離經而失之盡人之臟腑每有一層衣膜色貯名曰隔膜上有血絡內藏血液以涵養臟腑其形薄脆一有所觸最易穿破破則血溢於外隨氣而為之上

下也故曰陽絡傷則血上溢陰絡傷則血下洩矣其破處必有瘀血凝停來勢必緩若破陰火冲破瘀積來如潮湧勢不可遏面赤煩躁神昏喘息脉性急疾急用十灰散止之除則不救（胃腑之稱為陽絡　肝臟之稱為陰絡）

茜草　丹皮　陳棕灰　山梔　側柏　大薊　小薊　大黃

荷葉　茅根　蝦炭研末藕汁調服　五生飲亦止之

藍葉汁　側柏汁　生地汁　荷葉汁　澗藕汁　京墨汁　童便冲

飲之良輕者以茅根藕節煎湯和童便冲以京墨汁亦效若吐

寔之作用醋製大黄桃仁生地丹皮煎服引血下行轉逆為順此釜底抽薪之法也又丹方以棉花衣煅炭入馬兰頭汁拌服立止也人亦不傷

肺氣治鼻衄驗過若勞力吐血氣衝欬逆當用攝納佐以化瘀川斛 熟地 牛膝炭 茯神 二之 和淡菜

凡吐血後咳嗽必胃種能納者陰藥可以救之矣不必見咳治咳庶幾帶病延年 如都氣丸加入实蓮心 若嗽血者用玄參細生地 川斛 蓮心 茅根 藕節 枇杷葉

治血歌括

上行之血皆瘀火　清滋降氣自然和　輕者茅芦犀桑葉　滋宜生地玄貞冬　降氣竹皮蘇子膝　枇杷童便苑鈎英　暴來雖盛瘀終有　導降山梔茜草餘　丹皮山漆同新絳　止濇清瘀藕柏良　首烏穞豆蓮心補　阿膠龜鱉補陰祥　氣虛色白元神乏　橘白洋參爲茯神　糯根苡米并玉斛　溫降沉香香附蘇枝　人若

兼風熱用豆卷　荊芥翹薇寄呼主　黑梔藕節茅
蘆粉　冬子桑丹壁蛤蝎　犀角地黄中白鱉
銀鉤碧玉絡絲瓜　有欬吐血杏貝奇蘇瓜二子桑丹皮
寄生紫菀山梔好茅根蘆荻藕枇高　無欬吐血皮
地膝寄降藕梔童便吃或用二七旱蓮地茜丹紫菀瓜
絡茅　便血內經所謂陰絡傷則血後溢也金匱黑

分大便之前後而別遠近以黄土湯及赤石脂及赤小豆當歸散主之但揔不能包括盡善故後賢又續其書曰腸風下血有七證以血色而辨治

一曰風濕風淫口鼻吸入來於腸胃少陽風木乘脾脾失統血夾濕下滲於腸而見鮮血清稀宜煨葛防風獨活赤芍白朮澤瀉茯苓荷葉合槐花散

二曰濕熱飲食不節怫鬱其氣釀成濕熱下陷於腸
其血鮮澤或如豆汁宜平胃散加土炒赤芍地榆炭
酒炒芩連歸身熱炭槐米雖有熱者而不可純用
寒涼須加辛散
三曰熱毒外感六淫之氣畜於腸胃陽明薰於肺
而陷於大腸甚而有毒致腹痛而下鮮紫膩濁之血

與血痢同法用紫猺査枳草　佳銀澤瀉苓　穀芽荷蒂人
赤芍和黃芩　表熱甚者敗毒散　裡熱甚者葛根芩
連湯加査芍木香或白頭翁湯加銀花地榆香附又有
宿病盡作感熱而發下紫黑血亦屬濕熱之毒宜升
陽益胃湯去蒼羌姜加銀花地榆
四曰夫寒下血色必清稀而淡四物湯加炮姜炙草

若滯而作痛更加肉桂或附子理中湯加酒炒川連

五曰老虛下血久而不愈或勞役傷其中氣脾不統血

皆以胃藥收功補中益氣湯或心營虛而脾不攝血者

宜補以斂之歸脾湯加蒲黃炒阿膠 血色同前

六曰努力掙拼營絡受傷而下紫黯之血謂之瘀滯

兼腹痛者或胸脇痛者宜桃仁承氣湯輕則用童

便製大黃以韮汁炒作小丸白湯送一二錢斷以紅
花血餘藕節地榆帰身炭等調之再加香附更妙
七日痔热血下其血鮮紫大便燥結肛墜而痛宜
育陰清热龜鼈生地酒芩合槐花散若腹中热痛者
潤腸丸加秦艽槐末地榆
不治症

凡下血如鷄肝爛肉黑漆者不治　脉洪或細神脱
浮腫者不治
溲血小便而出也内經言胞移熱於膀胱則癃溺血
胞者心也可知其小腸亦熱也勞房勞傷腎陰虛
火熾或酒濕傷胃移熱下熱或勞力傷肝熱移於下
血因不藏以致滲於溺竅其因有三一爲陰虛大

熾宜六味丸加生牛膝一為溼熱下注宜導赤散加山梔繼用五苓散加膠艾二者皆要清火養陰分利之一為氣虛不能攝血宜玉屑膏以蜜炙參芪末白蘿卜蘸食但此症不宜收澀太早恐有瘀積若有之而必痛與血淋赤濁相似宜五苓散加桃仁赤芍甚則用酒製大黃延胡香附合六一散　若溲血久而

形色枯痿閉癃如淋二便皆痛眩暈而喘者危

婦女經帶崩淋胎漏惡露諸症

易曰乾道成男坤道成女女子屬陰以血用事故有經期胎產之例然其血應時而動者為無病故內經言陰在內陽之守也陽在外陰之使也氣得之以和神得之以安毛髮得之以潤經脈得之以舒故不可

使須離也然其血之妄行者有致病之由也有因肝不藏血而熱陷下焦者有因脾不統血而衝任不能攝者有因元氣大虛不能收斂其血者有因瘀內阻新血不能經而下者然不當其而時下之與失血之義同也故曰陡然暴脫謂之崩如山之崒崩言其血之横決莫制也漏如漏卮雖塞言其血之漫無關防

也帶如帶之纏綿膩滑也淋如淋漓濇痛之象但四者之中有兼虛寒者有兼瘀血者各隨其証而調之也

女科之治先明奇經八脈次重調經經常也如潮汐之有信如月之盈虧經曰太衝脈盛月事以時下不愆其期故曰月信又曰經水又曰天癸若得攝男精則結胎而生育若信期不正必有所阻而

為病也

停經　少女天癸初至一二次間月不行者此因營氣未旺經脉未充若果樹長而未茂先試其花後必復發也毋庸調治

經閉　年已長成氣血充盛忽斷信水不行者其因有三一為肥人痰滯氣壅者宜蒼朮導

痰丸　川芎　歸尾　蒼朮　只殼　童便炒香附　合二陳湯

一為悞吞酸冷氣血凝濇而不行者無論有無痛症宜四物湯　換赤芍歸尾加桃仁肉桂元胡蓬朮　牛膝梢　茺蔚子

一為脾胃虧損形瘦血枯而不至者亦宜四物湯加人參　紫河車　茯神　香附　肉桂　艾炭　益母膏　又烏雞丸　用絲毛雄雞一隻約重一斤半竹刀劃死去毛腸雜洗淨雞以生熟二地　天麦二冬　各二兩放雞肚中

以竹針線縫之加福珍陳黃酒十碗同入瓦罐煮爛取出去藥入銅盆以桑柴火炙之漸加黃酒焙焦黑研末再用鹽水炒杜仲一 酒炒菟絲■
補骨脂一 小茴香一 白朮二 茯苓二 歸身一 川芎一 丹參二 香附二 砂仁半 棗仁
人參一 炙草五 俱烘脆共研細末黃酒同炒熟麵糊丸如桐子大每服五十丸空心米飲下

先期　經水先期而至者屬血衝任有火也宜四物湯加

酒炒黃芩　山梔　若衝任內傷者屬虛亦以四物湯

加人參　麥冬　知母　甘草　合六味丸

後期〻　經水過期後行者屬虛八珍湯加減　並其中有亦因氣血壽延而羈遲者又宜調營利氣如四物湯　加丹參　香附　陳皮　澤蘭之類

再行　經行一月兩至者因肝脾內傷激動衝任之火也以四物湯加　酒炒芩梔　甘草　或合補陰丸

前後參差　經來或前或後者悉從虛治八珍湯加　二

丹陳皮　香附　久則用烏鷄丸

痛經　信水來時腰腹滯痛古人有言曰經前痛者為血滯宜行血利氣如紅花　歸尾　桃仁　莪术　川芎　香附　肥人患痰加導痰湯　又方用山查　香附　當歸　延胡　青皮　肉桂　澤蘭　金鈴　又桃仁　歸須　炒延胡　香附　山查　茺蔚子　經後痛者為血虛有滯四物湯加鬱金　香附　丹參

紫淡　癸水色紫者有热也四物湯　换归尾　赤芍
　加香附　黄連易山梔　丹参　丹皮　色淡者
虛也八珍湯加黄耆　香附
多少　經来多下者不拘肥瘦皆属热也四物湯
加　酒炒芩梔　黄栢　知母　少者血虛也四物湯
加　人参　香附　炙草　茯苓　亦有痰凝經隧

而致者二陳湯加　芎歸　香附　枳殼　通草

癥瘕

內經曰任脉為病女子帶下瘕叙　癥者血食凝結有形可徵一定而不移也若經阻而痛者宜宣暢通經　金鈴子散　加炒桃仁　歸鬚　青皮　小茴香　吳茱　降香　青葱管　又方仍用前散　加烏药　香附　茺蔚子　山查　李查

降香　茯苓　瘕者素多争怒經行之時寒氣
自陰户而入客於胞門氣攻入絡血沫凝叙而成隨
虛而着隨氣而發時有時無若痛者從激治不
痛者從痰氣而治　牡蠣　香附　半夏　橘核
茯苓　吳萸　川楝子　桂木　白芍　青皮
瓜蔞皮　又方　當歸　小茴香　肉桂　青葱管

倒經

經閉不通其血逆行犯上或從口鼻或涎唾血腥等
宜順氣導血　蘇子　桃仁　降香　鬱金　黑梔　丹皮
童便　查炭　鈎勾　紫石英　銀花　生地　歸芍　牛膝
竹茹　藕節　若有寒熱往來自汗食少者作虛勞
治炙甘草湯加白芍或　烏雞丸　白絲毛雄雞一只用竹刀刺
死去毛腸雜洗淨入生地白芍
茯神　天冬　知母　炒牛膝　茺蔚子　女珍　加青蒿汁四碗
童便壹碗　黃酒二碗　醋一碗　代水煎雞煮爛擣去骨藥入阿
膠收每朝燉服
二三匙　此孕婦亦有偶然若此不可忽之只宜涼血

熱入血室

安眠為主　傷寒發熱之時經水適來適斷者是也若正恰期而神氣不昏者略無妨礙若不因其時邪熱迫動其血而下者或本來因熱入於營而斷者必神氣昏煩而譫語邪乘於裡斑疹隱陷而不能透發或本不發因火煉營中陰氣虛而毒滯迫斂其似發之狀致邪熱乘虛入肝入心而風動內

崩漏

閉外脫也治法以初昏時用　鱉血小柴胡湯　熱甚者合犀角地黃湯　自利者合半夏瀉心湯　志亂昏煩者合牛黃丸

經閉二三月陡然暴下盈斗若溝渠之流行不絕者謂之崩其來有五　一為胃氣虛而衝任不能攝者補中益氣加苓芎　一為肝大內熾而血走不藏

者四物加柴胡山梔丹皮一爲脾不統血而下移者六君子加芎歸一爲元氣大虛而不能收斂暴脫者獨參湯加炮姜一爲瘀滯内阻新血不能歸經而下者四物加炮姜澤蘭然今時有暴久之分暴者多虛寒宜溫宜補歸芍六君子湯加炮姜丹參蒲黃炒阿膠或膠艾四物湯加烏鰂骨

久者多瘀熱宜清宜通四物去川芎加丹梔血餘澤蘭香附若火熾陰虛者加阿膠女貞旱蓮麥冬

漏者屢行屢止與久崩相似宜養血活血利氣扶脾涼肝如阿膠生地白芍茯神天冬柏子仁虛則補養其血溫疏其氣以八珍湯去川芎合膠艾湯加香附小茴香　時方以歸脾湯去朮參耆草棗仁

龍眼等加姜棗細生地真雷膠熟蒲黃赤芍茺蔚子只壳厚杜仲服之效驗

凡產人暴崩勢盛或久崩不止者宜急止法 用炒黑香附三蓮房炒灰 共為末空心陳黃酒送下 又法燒陳棕炭拌赤沙糖黃酒調服忌崩鮮血者風入胞門也金匱旋覆花湯加防風

葉氏云凡崩中日久為白帶漏下時骨髓枯也

腹痛

凡血來凝結為實宜調營利氣若散而不凝者為虛宜扶正養營八珍湯加膠艾若如屋漏水者為氣血衰敗若純行臭黃水或灰紫黑筋塊腥穢異常者皆不治　痛有虛實之分虛痛者血去過多而空痛也腹喜熱按脈形細弱法當溫補膠艾四物加香附實痛者瘀血阻滞而凝敘也腹熱拒按而脈弦惡寒

發熱

凛凛宜去瘀生新以溫通之宜四物換赤芍加丹參炮姜炭　延胡　香附　又有營虚氣滯而痛者膠艾四物加香附

身熱脉數者元陰虚而假熱也柴胡四物湯加生地阿膠　往來寒熱脇痛下血者逍遙散加丹梔生地　發熱腹痛下血者四物湯合逍遙散　脾虚有火歸脾湯去棗仁加山梔

淋帶

東垣云崩漏無寔症即使有之亦屬於虛妄用寒涼血瘀凝結新血愈下宜四物湯加炮姜丹參

淋有五虛实之分实者作痛為血淋虛者不痛為溲淋实淋以龍胆瀉肝湯虛淋俱照男子治例

帶者由濕痰流注於帶脈而下濁液故曰帶下有赤白二種赤者屬營分之热或行或止兼虛

兼火治之白者屬氣分之寒時常流出精冷稠粘兼虛兼濕治之　二症總由肝腎內損延及奇經不司約束所謂液去陰傷耳甚則有風動汗洩眩暈昏厥之變　赤而兼粘者　細生地　生白芍　阿膠　牡蠣　樗根皮　黃柏　舒經脈則加川斷　杜仲　宣補加當歸　枸杞子　烏賊骨　紫河車　白薇

白而兼寒者　生沙苑　遠志　桑螵蛸殼　茯神
山藥　鹿角霜　杞子炒　補骨脂　菟絲子
蓯蓉　柏子仁　芡實　蓮肉　桂枝木　海螵蛸
鹿茸　製首烏　人參　龍骨　五味　熟地
以上皆應用之藥隨其見症而調治

漏胎

漏胎者謂已有孕而復下血也女子之血在上為

乳汁在下為月水一朝有孕而乳汁月水俱不行者聚於子宮以養胎也今復漏下是氣血俱虛胞中有熱下元不固也宜八珍湯以補其氣血　杜仲　川斷以固其下元　艾葉以止其血　黄芩黄柏以清其熱可安也　或加減愈驗以膠艾四物湯去川芎四君子湯去茯苓　加黄柏　知母　黄芩　杜仲

惡露

若見於口鼻者亦為漏宜凉血順氣以保胎

產後惡露謂之敗血宜下而去之為順也倘雖下甚少或不行而反上逆者此因婦人中氣本虛產時力乏產後氣脫血無所依而隨其散漫若浮雲升天安得循經而下也故曰血升有三衝之害　一曰衝心神氣昏亂若癲狂者死十分　二曰衝胃腹脹痛而噁

滿悶噦者死六分三日衝肺面赤欬逆喘滿者死八分又口鼻起黑色面鼻衄者此胃氣盡敗而血滯也屬雙衝肺胃即死九分急用人參蘇木散沖童便服之

治心衝花蕊石散（花蕊石二火煅用童便鍾半醋半鍾澆淬石上同煅之）再加泥煅硫黃參同研細（滾水調服）或琥珀黑龍丹　當歸五靈脂川芎高良姜　熟地各三百草霜　花蕊石

各二 琥珀用生 硫黄 乳香各三分 用姜汁半鍾酒半鍾童便一鍾澆於藥上炒煅同研作小丸白湯化服一二丸

治胃衝 平胃散 加姜桂 或来復丹 又下瘀血湯 大黄二三 䗪虫五分 桃仁二錢 酒半鍾 童便一鍾同炒煎服

治衝肺 即上文人参蘇木散 童便冲 甚則加芒硝蕩滌之

若稍輕者因産後元氣虧損惡露乘虛上攻眼花頭暈或心下滿悶神昏口噤痰涎壅盛者急用热童便主之　或下血多而暈神昏煩亂者芎歸湯加人參澤蘭童便兼補而散之如雖悶亂不致癲狂者失笑散加郁金

依上皆衝逆之症須用醋鑵置於産婦口鼻之前

又以鉄鍤燒紅傾入醋内使酸氣衝入口鼻其血氣自斂而降之神氣得蘇矣

凡婦人産後宜行惡露少則半月始净多則兩旬日後而止此正理也若未得如期而早停者作前文経閉例治之諒其虚実加減如過期不净或屢行屢止者悉照前文崩漏例治之若腹中痛者照痛経

例有塊者從癥瘕例兼寒熱者為敗血流經防成

內癰

安胎歌括

妙法安胎歸芍芩　蘇梗橘紅共砂仁　青苧熟朮紋
銀固　桑寄棉庹亦可寧　茯苓蓮肉宜參寫
膠艾四物治血淋　烏賊白薇宜加用　養血須兼

内热清　若為肝氣多嘔痞　楝子姜皮姜竹青
内热梔鉤桑竹葉　骨皮金斛共麯心　表热參
豉防蒿薄　枳桔前胡看病情　銀花蒡子元
參草　欬嗽貝母杷杏仁　瓜蔞二子兼玉竹
麦冬蛤粉馬兜鈴　腹痛木香香附子　心痛歸
鬚烏藥平　陰虛鱉甲元生地　首烏穭豆女

自尋　熄風天麻鉤莉蒺　牡蠣石決可潛平

營經蚓比川斷仲　補氣山藥扁同傾　婁霜花

粉消痰好　川連天竺瀉心驚　偏寒大熱宜清理

石羔知母和犀羚

胎前禁藥歌

歎知胎前宜禁藥　附子炮姜代赭石　米仁肉桂

梘米子　牛膝丹參紅花却　半夏南星瞿麥饒

茅根大黃延胡掠　還有蓬朮與山棱　王不留行

穿山甲　山查厚朴同葛根　車前木通宜斟酌

射香氷香尻共芒硝　鹿角諸茸非善藥　一切燥

熱終須忌　辛涼甘潤即無妨

論三焦募原格式

三焦者人之三元之氣也統領五藏六腑内外經絡左右上下之氣三焦通則内外左右上下皆通其與週身貫體和内調外榮左養右導上宣下莫大於此也

又曰三焦者人身之形䡟也如瓶壺之象横隔三截氣運雖通然各有分界上焦如雲霧者津液薰蒸也中

焦如漚者変化糟泊也下焦如瀆者徹泄穢濁也其出納容化非特臟腑使然亦全頼三焦之氣也故治病之机先定三焦部位然後分別寒熱虛実也

募原者三焦之皮裡膜外也其竅通於口鼻若呼吸之時或犯山嵐瘴氣或觸臭穢之味必入募原然後傳於腑藏故瘟疫之邪有已潰未潰之説當以達原

飲解之或曰半表半裡之所可取乎哉汗合小柴胡為佐也

痔脹病論

内經曰因而飽食筋脉横鮮腸澼為痔皆因平素多食炙煿辛甘肥膩之物或生冷雜投或酒色内傷或負重遠行致氣血少利經絡交錯則濁氣瘀流府陽不和

更兼七情六欲氣血乖戾乘其久坐氣注之時而濕熱精于肛門之間橫生努肉即為痔也古書載其惡形惡狀大者如蓮花鷄冠珊瑚蜂窠菱角翻花胡桃牛乳之類小者若櫻桃蜆肉鷄心鼠尾之類若樹木而受濕熱之蒸則生蕈耳總在肛門之內外其始生也狀如菜豆黍米原若無知久必漸大形成其軟如

綿發時堅硬而脹痛疊出不收大便艱澀痛苦難忍或流出血水或多燥熱立則如石墜坐則如針氈試觀毒之深者其形異而頑惡毒之淺者其形正而平常愚意鑒方不究善惡只看多少而分輕重生一者為孤痔最輕二者為鴛鴦痔主重三四者為蓮花痔猶重也總以氣陷濕熱傷營流注肛門況胃開竅於

二陰腎陰亦虛相火必熾以致腸燥便艱而結也其發也因腸中生核硬腫其痛也因腫上再生瘡瘰名謂陰中伏陽之症中氣弱陷而兼火下氣閉塞而兼風故曰風勝為痛濕勝為腫更兼蓄熱滯而不通所謂導則不得不脹脹則不得不墜也若作陰虧氣弱者虛也濕熱風閉者實也此即虛實之疾也最難調

理愚意湏看人氣形色光粹大便堅結飲食如故脉象有神此爲寔也先用青麟丸下之兼用祛風活血藥服而洗之継用凉血滋陰甚則用断痔法若形色痿頓脉虚便溏飲食少進者虚也補中益氣加防風酒芩若便实挟热者可用滋陰清杜

李東垣曰痔者湏肉之病也必用苦利之藥以治之

分拾一種而兼施其法則易於效驗耳　暴者先宜
蕩滌腐穢爲要用蔴仁承氣湯　去硝桂草　加枳
皂蝟此爲主方
兼風　選入　防風根　煨葛根　川獨活　威灵仙
兼湿　選入　蒼朮　黄柏　赤苓　澤瀉　苡米
兼热　選入　芩連　山梔　槐末　銀花　茅根

兼燥 選入 當歸 秦艽 花粉 知母 生地 首烏
龜版 鱉甲 麻仁 元參
兼氣滯 加 枳殼 木通 香附 砂仁 橘紅 俱用鹽水炒
兼氣虛 合前湯 用人參 黃芪 白朮 升麻 炙甘草
茯苓 山藥
兼血滯 選入 歸尾 赤芍 甲片 王不留行 延胡

兼血漏　合前湯　用生地　丹皮　地榆　血餘
　梔米　藕節　銀花　阿膠　白芍　元参
兼食　加神麯　山查　楻　麦芽
兼大痛　加乳香　没藥
以上分十二種而方法全備大意總取撥風活血涼
潤滋陰之品乃為得當耳欲知虚实必觀形氣善

治者能清其核則痔自安寧矣

又凡閉熱等疼痛下隔者宜蕩滌之　青麟丸　潤腸丸

陰虛火旺而痛墜者宜育陰清熱　滋陰丸　六味丸

食料

宜猪肚蔵　鰻鱺龜鱉　柹子梨藕　芝麻板油

又宜常食　烏芝麻　板油辣椒　甜醬　拌勻燉食

忌辛熱之味　花椒　胡椒　大酒　姜蒜葱韭惟食椒姜蒜剛熱孛扌便後而滿痛更甚宜食生梨柿子則涼潤可便後而寬爽其癰騷若此故宜常食燉豬云丹方三年亦可斷痔

洗痔法　蝟皮　五倍子　獨活　炒礬　歸尾　白礬

煎湯薰洗　又狗桐李湯　龜鱉頭湯亦可

點痔法　用活田螺　以嵌入冰片少許　取自然水摩苦果點之　治燥痔　又苦果一枚　槐末湯磨汁點之亦可治燥痔

又方以枯痔散津吐點之　其法用桂圓一枚開孔

填入砒霜將濕土包摶入火煆紅取盖涼地待冷去泥及砒將桂圓炭研細為散點後其痔自脫　又法以濕土包摶活田螺煨炭置冷地涼然後去泥入冰片少許研細棉推撲之治濕痔　又龜盤殼炭研細加冰片亦可如是可治濕痔

此為醫痔即王道治法後文斷痔是霸道治法若此而全備量人患實而用之也

斷痔法

凡痔患者雖無性命之憂有終身之累栽則腫墜

刺痛久則崩漬漏淋雖免憂嗟不若去之為安也今
用外治之法不經刀針線結全叨藥力以去患除根
可以脱然無累矣倘強壯無病雜者可試虛弱有他
病者不宜也但痔有内外在外者去之猶易在内者
尤之甚雖先用通利藥蕩滌藏腑積毒然後用唤痔
散塗入肛門使騰訣翻出痔可盡現不拘大小照外

痔法

通利藥　即氣承湯意

喚痔散　生首烏二　生草烏二　枯礬五　剌蝟皮二　射香

冰片　炒青鹽二　共末加唾津吐調之掃擦肛門

内待其泛出用葱湯洗淨照四边好肉用護痔膏圍而

塗　川連　石羔一　射香

之　白芨各二　冰片各三分　共為細末鷄子清調塗

然後將枯痔散搽痔上　天灵盖一具　明礬五　蟾酥五　輕粉二　白信石生用　青線二兩浸水盆内　蓋天

灵盖乃死人頂骨是天生將天灵盖入火煅紅取入線水

内浸冷再煅再浸如法七次共末入新鉄鍋用粗碗
蓋之塩泥封固火煉弍炷香置於陰地候冷開去葯
出研末如塵每日用溫湯以辰午申洗搽三次每日
如是七日後痔瘡枯黑堅硬停葯自裂流出膿水
用起痔湯洗之川連 黄芩 黄柏 大黄 朴硝 防風 荊芥 槐米 苦參 甘草 葯各一両朴硝減分三次洗之
三日後聽其自落再上生肌散收口海螵蛸 生水煮 黄丹 各半 水飛炒

血竭三錢 射香八分 冰片二分 赤石脂五錢煅 熊胆五分 真珠三分 共研
龍骨五錢 乳香一兩炙 没药五錢炙 輕粉五錢
細末收貯瓶内塾塞其口勿洩氣待用時開取每日早晚搽二次以油紙盖好三五日間瘡口自斂而平如無此藥以鳳雛膏代之

熟鷄子黄十枚 入銅杓内以火熬成油約有三錢者加輕粉二錢 乳香 龍骨 血竭各分 共為細末將鷄子油拌每日早晚用鷄毛推藥塗

之亦可全功然恐污衣有失亦將油紙蓋上避風半月方得全美如遇登圊有污瘡藥者用溫熱水洗去再塗若氣血虛者兼補藥扶助

凡例

一凡便溺作痛宜滋清潤燥

一凡肛門下墜大便去血或堅硬痛疼者宜清大利濕

一色紫痛大便虛閉或兼癢者宜涼血祛風踈利湿热

一腫痛硬墜大便難者宜清踈導火 青麟丸 潤腸丸

一内痔去血登圊脱肛難收者宜健脾升擧中气 補中益气湯

一糞前或糞後下血面色痿黄心悸耳鳴者宜 參苓健脾 歸脾湯

然此症治法初宜踈風瀉火继而活血潤燥久則健脾

滲湿或養血滋陰自可漸愈若勢甚者兼用湯药外助為王道

治法

薰洗法　癩蝦蟆草　炒枯乾各三兩　煎湯薰洗　又方

魚腥草　苦楝根　朴硝　馬齒莧　瓦草各三兩

煎湯薰洗　又治翻肛痔痛　大五倍子三四只　開孔將陰

乾癩蝦蟆草揉軟塞入孔內濕紙包煨片時取放

涼地候冷去紙厌研細如塵收磁瓶內　每日將

枳殻湯並洗乳此藥搽之卧而勿動少傾腫痛全消妙無及也

應用煎藥内治法

秦艽防風湯　六味地黄丸　滋陰丸　臟連丸

升麻當歸湯　升麻葛根湯　補中益氣湯　歸脾湯

四物湯加芩連　當歸郁李仁湯　黄芩清燥清熱湯

散療此症必戒酒色方有應驗辛熱之味猶宜忌也

欲治傷寒先須識証識症之名處方必應雖為天地六淫之邪亦猶人氣强弱之殊如病犯太陽有傷營傷衛之分陽明有在經在腑之别少陽主乎中為病之疆界出則從陽還宜疏散進則從陰猶宜清補惟手太陰有疏徹手厥陰有清洩在表者驅

之猶易入裡者治之最難表裡俱病即謂兩感而難治也然病之輕者在一候或明日可解病之重者必兩候或三候可痊如有逆症相犯而不治者當直言以告辭不如强為徒傷其名耳

時醫方按

凡傷寒者以風寒溫暑之邪皆以傷寒而通稱之

趙

也總以風為本而熱為標風從火化火從風熾故俗云風火病也

傷寒此得大汗之後熱雖退而脈未静舌未潤者未為好也仍宜疎徹稍兼清如豆豉荊芥薄荷杏仁枳桔連翹山梔瓜蔞根之類厚從陽明不從少陽

風邪中絡遂成剛痓目上視轉筋反戾舌白有苔脈來有弦細熱恐內閉厥之憂宜解肌徹表佐以宣絡平肝清利一法葛根二桂枝一 木瓜一二 赤芍錢 半夏一 鈎勾又滑石錢甘草八 加六心三十莖此葛根桂枝湯加木瓜鈎勾合小半夏湯六一散

次診

痙厥不止語言蹇塞量由邪火灼液筋急不舒之故乃大險也勉議急下存陰佐以平肝熄風冀其液通絡舒邪化乃吉

羚羊尖一分　煨天麻一錢　製軍三錢　元明粉二錢　石決明一兩　枳實一錢五分　鈎勾三錢　桂枝三分　甘草三分

此大承氣湯之旨制也去厚朴之溫燥入桂枝作向道羚羊決明天麻以平肝熄風潛陽能降其窒大滌其垢滓使津液自通筋絡自舒元神自立則風靜火熄清竅自明痙厥自平

三診

神昏口開脈亦有根但目仍上視靜則妄笑此屬炎浮痰迷漫心胞之所致也最防成癲議苦辛開降兼

張

醫案主之 姜汁炒川連七分 法半三錢 枳實一錢 全瓜蔞一錢 鹽水炒陳皮一錢 茯苓四錢 青竹茹一錢 甘草外加入竹瀝半盃 姜汁一匙 此溫膽瀉心湯合小陷胸湯之法也 能治痰迷心竅神識昏蒙不能言語者 或癲癇妄笑 昏暈者 此方大有神效 比之抱龍牛黃至寶紫雪壽剎更勝矣

陸

邪經候外体並不壯熱熱有汗斂後見斑疹經疎稀半達不透舌邊絳而苔白耳鳴神氣若有化火之宜徹表消食清火養陰利水之法 煨葛根一錢 回圓壳一錢 蟬衣一錢 連翹一錢 神曲一錢 生查四錢 麥芽一錢 淡芩一錢 羚羊片 上青黛三分 元參三錢 丹皮三錢 滑石三錢 加芦根尺

服後熱退減白痦透達斑已化惟咳頻次日減方去生查蟬衣 青黛 加青蒿白薇

血氣兩虧熱燥肺胃白痦雖現未透邪有欲出之机但咳經脈數防其大熾燎原不得不清滋化邪也

青蒿葉一錢 白薇一錢 地骨皮一錢 丹皮一錢 鮮沙參淨搗五錢 鮮石斛淨搗五錢 桑葉一錢
元參一錢 □□知母一錢 紫草一錢 黛蛤散以馬兜鈴又海浮石二錢 漂打 加茅根肉五錢

周

年交二旬溫邪發疹少汗未達宜疏解透肌法梔豉湯合葛根荊芥散加減 淡豆豉三錢 建梔一錢 葛根一錢 荊芥一錢 秦艽一錢 炒枳殼一錢 桔梗五分 防風一錢 牛蒡子三錢研 廣皮一錢 蘇梗一錢

次診

得汗仍熱疹隱紅點議疏解化滯法 豆卷五錢 荊芥一錢 蘇梗一錢 桔梗五分 建麯一錢 連翹三錢 神麯三錢 杏仁三錢 牛蒡子三錢 加茅根肉五錢

吳

灼熱神煩有汗而疹不達現舌苔未叙脉大模糊其勢正張之際趙新三所謂溫邪內蘊不得宣洩也宜慎

復診　照前方去神麯　加孝金

邪達未暢反有化火之机致扗惡不已故苔雖絳而苔不鬆脫也防傳変　仍照前方去荊芥　牛蒡　加花粉　茅根肉

三診　邪已化火治宜清徹　羚羊角　青蒿三錢　杏仁三錢　連翹三錢　桑葉三錢　花粉一錢　丹皮　鮮地　孝生二錢　甘草三分　加茅蘆根　吞丹服　從海經坊

王嘉興　溼邪有汗灼熱徹頭脉不數而便溏舌苔多絳而根白經疹稀　稀隱約腹中不舒而口燥乃午二的隱

陳

虧体脊故邪惡而不達耳議滋搜清化一法用小柴合豆豉荊芥散加減鱉血拌柴胡五分 生地汁炒豆豉三錢 荊芥一錢 淡黃芩一錢

溫邪經旬不解時汗時無勢已化火有入營劫津之象診脈小數舌半絳根苔白滯疹逆未暢入暮煩躁此係火迫真陰之兆最恐肝風旋陷有昏閉之慮急宜清化營衛搜剔陰中之邪佐以育陰熄風冀其羚羊角一錢 生鱉甲五錢 連翹三錢 川牛蒡子三錢 建曲二錢 蟬衣一錢 赤芍一錢 加炒糖球二枚 甘蔗皮五錢 茅根肉五錢

風靜火熄勢可寧和也議用犀角地黃湯合鱉甲小柴胡湯加減 犀角才 羚羊〻 鮮生地丹洗搗 水炒丹皮〻 鱉血拌柴胡半 淡芩〻 生鱉甲㐅 連喬三 石決明㐅 鉤勾㐅 青蒿〻 冬桑葉〻 橘紅㐅 引鮮石菖蒲〻 竹葉十片 蘆茅根肉各丈 服後汗透遍佈脈靜身涼次日減方去柴胡 犀尖 菖蒲 竹葉 石決明 加青蒿 白薇 銀花 服後納食停藥時有潮熱留戀延成遺毒霉戀

吾夫子仲冬治老嫗五旬歲冬溫氣等寒熱体痛無汗舌白中厚面絳脘痞嘔惡失食欬微兼譫用九味羌活湯加減以 防風三 羌活三 細辛二分 生蒼朮〻 枳寔〻 白芷〻 黃芩〻姜 生姜二片 查炭〻 川芎下 杏仁三 甘草二分 加蘇梗〻 服後得大汗病漸減

曹

年近中年温邪重感寒热无汗欬逆自利脉弦腹痛气液易虧呀其傳变宜梔豉合四逆散再加前杏枳桔湯暗合敗毒散加减古醫曰凡用梔子湯病人舊微溏不可與服之今用杏仁只宜梔子湯而竟愈者合古而治也可悪况兼柴胡桔梗備急之病晚李何可稱者相手

淡豆豉三钱 焦梔三钱 柴胡八分 赤芍一钱 枳壳一钱 射 前胡一钱 桔梗八分 杏仁一钱 生甘草三分 不用引

今服二剂當愈後果然 此方用敗毒散加减去羌独活川芎茯苓為妥

吳

深秋伏暑觸時而發邪犯陽明灼热煩渴唇乾舌燥而無液脉形见数其勢未而不善傳变叵測議葛

鋳

根解肌合梔豉湯加雞蘇散加減葛根 荊芥 玄參 建梔 桔梗 建曲 廣皮 連翹 薄荷 滑石 甘草 引蘆根

温邪經旬不解大便不通先班後汗若隱若化神識昏蒙苔灰舌燥而尖桃紅唇垢齒乾目赤譫語小溲閉濇按腹和柔肢慮摸衣脉弱小數係正虛邪陷最恐内閉外脱已經化火勢難提達勉議清滋營陰兼通府滯冀其邪去津回或有幸机選用犀角地黄湯

孫

合調胃承氣湯加減 犀尖汁下 鮮生地五 赤芍一 丹皮一半 製軍三 玄明粉一 生枳殼一 勾勾 連翹心一半 生梔三 加蘆根肉二 淡竹葉一

年逾四旬春溫一候雖汗而斑熱蘊伏未能徹化癸水適來邪已乘虛入營舌苔滯而邊絳神氣不爽議滋樓清化兼以疎徹用柴胡梔子湯合犀角地黃湯加減 柴胡 山梔 荊芥 蒡子 連翹 枳殼 犀角 鮮地 赤芍 丹皮 加茅蘆根

錢

伏溫經旬發斑勢已化火已入血室苔黃脘痞乾嘔

復診

董

神懞脈數譫語急宜化瘀清熱必得班化神清為吉議犀角地黃湯加減 犀角 丹皮 赤芍 桃仁 紅花 生梔 連翹 白薇 花粉 甘草 竹茹 加蘆根肉

血分邪輕神情清朗病退之象也但餘火未盡胃液有虧法以清熄和胃 青蒿 羚羊 鈎勾 丹皮 白薇 連翹 石決明 廣皮 甘草 竹茹 鮮石斛 蘆根

溼邪蒸熱三四日舌白微汗斑疹現而未透用荊防敗毒散加減合梔豉湯 淡豉 生梔 荊芥 薄荷 蒡子 連翹 枳殼 桔梗 蟬衣 甘草 引蘆根肉

孟

複診

時温一候有汗而熱不解舌苔白滑脈象細數脘悶而慪所發斑疹亦用前湯加減 荊芥 薄荷 枳殼 桔梗 豆豉 生梔 連翹 丹皮 甘草 引 姜皮

汗多欬嗽紅疹隱約邪熱蘊於肺胃宜輕清上焦兼和陰為法 大杏仁 麦冬 生牛蒡 黄芩 花粉 東白薇 青蒿 元參 粉知母 甘草 加茅根 竹葉

吾夫子上年丙戌歲小暑節治一婦微寒有熱苔白膩胃痞用香薷飲加減一服而愈 香薷一錢 杏仁三錢 薄荷一錢 姜汁炒黄芩一錢 益元散三錢 薏仁三錢 猪苓一錢 赤苓三錢 枳殼一錢

徐

濕邪發熱恰值經至舌絳無苔脉細數班現未清勢有化火傳營之象議清疏營衛佐以育陰宜減毒

小柴胡合半劑犀角地黄湯 青蒿三 荊芥〃 淡芩〃 白薇三 細生地 生丹皮〃 花粉三 犀尖〃 枳殼 〃 甘草示 引茅根肉 又

復診

熱入血室神煩譫語脉仍細數舌絳苔灰少腹隱痛議加味犀角地黄湯 犀尖六分磨 細生地 丹皮〃 赤芍〃 元参三 去心麥冬〃 白薇三 連翹三 甘草示 加茅根肉 又

又

治一男二十五歲四月間時濕發壯熱汗多舌紅根白

周

脉數大防發班疹但隱分已露宜肓隱疏徹用梔豉湯合連翹荊芥散 淡豆豉 生梔 連翹 荊芥 大力子 枳殼 鮮生地 銀花 甘草 加茅根

伏暑中秋而發寒熱俱微肢体懈怯面痿色滯脘痞脉兀苔如積粉此係邪伏募原越而不徹成瘧則輕轉痢為重法宜疏利分消其邪可解宗小柴胡合達原飲再合温胆湯意 柴胡 黄芩 半夏 檳榔 厚朴 白蔻 知母 陈皮 枳实 赤苓 引姜水炒竹茹

朱

服三劑果然轉瘧三發又將前方減去厚朴

加青蒿一帖全愈

牙交三日發陳間微寒並發也無汗喉腫腐痛舌絳白

利脉不數此風熱伏溫之邪也頗屬險重與爛喉痧

勢無異勉議急則治標之法從雙解散立法犀角地

黃湯合荊芥敗毒散意

羚犀共　鮮生地　丹皮　赤芍　荊芥　牛蒡子

馬勃　連翹　豆豉　元參　甘中黃　加茅根肉

復診

曾

稍沾微汗寒熱止而咽痛減舌仍絳而脉數大有傳化之機再以前方加大貝瓜蔞復得厚糞一次全愈

三月温邪發熱有汗舌絳中少見白苔欬痰帶紅痧赤與糞蔟于上部便通後欬白痰余云温邪上盛欬熱痰鳴神昏譫語瘄痧隱顯舌黄絳糙勢已重險勉議

方

羚羊片 鮮沙參三錢 炒梔子 炒芩 炒枳實 連翹二錢 赤芍二錢 赤苓 葛根 荊芥 桑杏三錢 蔞仁三錢 川貝二錢 加竹葉廿片 茅根一兩 另用萬氏牛黃丸一粒 用竹瀝 石菖蒲汁二匙和勻湯攪 攪汁不盡佐先服 一帖神清熱減 又一帖身涼脈靜 惟面佯仍欬痰鳴 他日病退無妨也

龔

症經兩候汗出热不解脉数模糊溲頻足冷舌边絳苔白蒲佈帶厚中有黄暈此乃伏温挟食也防痰癃疹宜枳寔梔豉湯合連翹荊芥散再小陷胸湯加減

淡豆豉　焦山梔　枳寔炭　荊芥　黄芩　牛蒡子　瓜蔞皮　六神曲
淨連翹　加蘆根

復診

斑疹隱顯不蕃色象殷紅神形呆頓脉数少神足不温煖舌苔焦黄此症虚邪実之兆也殊属重險議

三診

清疎氣分兼以育陰用羚羊荊芥散合清燥湯意

羚羊　荊芥　蒡子　連翹　杏仁　加蘆根　麻發紫滯

白薇　丹皮　元參　山梔　薄荷

舌邊絳而強苔黃厚而糙揚手譫語腹滿拒按此火邪搏擾陽明之府劫爍津液所致宜急下存陰法用大柴胡湯合犀角地黃湯法

細柴胡　淡芩　枳實　全瓜蔞

生軍　鮮生地　犀尖　丹皮

玄參　甘草　引茅蘆根

四診

連下燥屎數枚又得溏糞一次苔轉灰糙未脫舌音

章

不正邪熱解而班未化四肢清冷脈息虛緩此係正陰大虧而極虛也急宜扶正養陰和中之品用三才湯加減 生洋參 麥冬 小生地 丹皮 鮮石斛 炒谷芽 廣皮 炙甘草 生玉竹 連進三劑而愈

溫邪發熱時汗時無苔白滿佈而厚漸有灰黃之暈中脘板實按痛脈弦數而大於右此邪食最重達陽明經散邪化滯宗葛柴解肌合枳實梔豉湯加減

葛根 鹽水炒柴胡 連翹心 枳實炭 製中朴 甘蔗汁

白薇 薑汁炒山梔 淨連翹 赤茯苓 淡豆豉 蘆根 一服而焇暑退 胸膈寬通

陳

溫邪一候汗出而邪不徹神呆面腫脈濡大而唇絳正陰並虧恐逆傳膻中致生痙厥可畏議清理營衛之熱兼以養津消痰法

羚羊 桑葉 丹皮 杏仁 白薇 玉竹

花粉 川貝 桔梗 甘草 茅根 甘蔗皮

徐

三秋伏暑內蘊又觸新寒以致微寒灼熱汗少舌白尖絳議

吳

用枳寔梔頭豉湯合葛根解肌湯加減 豆豉六分 焦梔三分 枳寔一分 花粉三分 葛根一分 防風一分 杏仁三分 連翹三分 甘草六分

加薑皮四分

冬温發熱欬嗽脉数脘痞引痛繞腰從肺胃二經邪熾致苔薄边發懍咽痛宜麻杏甘石合梔豉湯加減 水炙麻黄四分 杏仁三分 甘草六下 生石羔一錢 生山梔三分 淡豆豉 生荊芥一分 連翹三分 炒牛蒡子一分 生麦芽一錢 引 白蘿蔔又

李

稚年三週暑湿内蘊熱渴苛汗唇舌俱白面色青

金 邵

晄脉澗數神蒙不爽針挑畧酥用葛根梔豉合白虎湯意加減玄參分 生梔三 葛根〡 熟石羔四 杏仁三 桔梗卜 白薇〡 鈎勾四 連喬三 杜蔞〡 益元散三 姜皮四分

六的大年伏邪熏時感身熱汗少苔白欬渴脉數右甚熱熏肺胃但高年体乏恐不勝任用葛根梔豉湯加減葛根 玄參 生梔 杜蔞 桔梗 杏仁 連翹 花粉 甘草 白蘿蔔

病經旬日体熱不壮神煩少汗舌乾絳而苔焦刺齦齒血污目

睛微赤欬而便溏神烦譫語脈小数而不渴此暑邪
薰蒸营衛煠陷胞腹紫斑瑣隱白疹有邪深入陰
之徵最恐風動昏陷之症急宜滋捜清化一法
犀尖下 羚羊〃 鱉血拌柴胡下 玄參四 白薇〃 丹皮〃 山梔炭四
玄參〃 赤芍 建麹三 碧玉散三 川貝三 茅根母 此小柴胡
合犀角地黄湯之旨制也服後得汗斑化疹達邪解
神清次日減方去玄參 柴胡 犀尖 赤芍 換細生地 加青蒿 鈎勾 一帖全愈

陳 餘邪未楚脘痞潮熱雖有汗而未能盡解致熱伏於裡也宜梔豉湯兼涼血調氣 炒豆豉〤 焦山梔三 大杏仁三〥 白薇〢 山麻仁三 枳殼〢 丹皮三 鈎勾〤 連翹心三 引茅根肉一个

凡傷寒汗多表不解裡熱熾未可用大散大涼者宜宗此法為穩當也

周 童女五歲暑邪挾熱發熱少汗夫食脘悶防其轉驚之兆 豆卷〤 防風〥 荊芥〥 枳殼〥 陳皮〥 廣藿三 佩蘭〢 赤苓三 建曲三 查炭三

曹 時溫發斑身熱有汗已經明日矣疹現而不透勢已

復診

化火傷陰舌枯絳燥欬渴痰稠議和陰清化為要使上焦得以清肅則火降津回矣倣小柴胡合犀角地黄湯減一等格式 羚羊 鮮沙參 丹皮 赤芍 青蒿 杏仁 竹葉 白薇 元參 連喬 桑葉 川貝 茅根

仍見欬渴痰鳴喘熱神蒙譫語最防暴脫用竹葉石膏合白虎湯意再合千金頭葳蕤湯 羚羊 鮮沙參 熟石羔 麦冬 知母 玉竹 白薇 桑葉 杏仁 橘紅 甘草 蘆根 竹葉

王

稚年三歲暑邪挾伏溫發熱汗多欬

徵班現經旬不解此係湿温化火陰液漸傷瘧火上蒙耳聾神煩譫語瘛瘲苔白边絳勢恐逆傳膻中有痙厥之險擬犀角地黄合瀉心湯意

羚羊片 玄參 三錢 丹皮
赤芍 鮮生地 青黛
酒炒川連 木通 四日

黑山梔 三錢 連翹心 三錢 竹葉 十片
茅蘆根 各一兩 先用牛黄丸一圓萬氏 瀝石菖蒲汁化服

王

暑風侵肺寒起欬嗽氣逆宜疎解順氣法用前杏枳桔湯合六一散加減

前胡 杏仁 枳殼 桔梗 滑石 甘草
桑葉 荊芥 蘇子 赤苓 姜皮 竹葉

黄

暑湿蘊於三焦

曺

發於肺胃体熱少汗斑疹已發今將二候舌絳燥而苔白煩渴引飲腹如仰瓦臍間動氣躍躍如校此大燥陰虧最防陷痉議梔豉合竹葉白虎湯又合葳蕤湯加皇參一錢 黑山梔一錢 熟石膏五錢 知母一錢 連翹一錢 六一散三錢 減白薇一錢 生玉竹三錢 赤芍一錢 麥冬一錢 赤苓三錢 竹葉 芦根

冬溫一候身熱不已欬渴煩桐舌枯絳燥津氣大虧神倦耳鳴頭眩脉弦細數最慮風動陽升昏厥之險

羚羊角　鮮沙參　桑叶　丹皮　赤芍　鉤〻
石决明　粉前胡　杏仁　桔梗　橘紅　茯神　加蘆根

余同蔡彙診治一人，四旬歲，六月間伏溫夾暑，洒淅惡寒而發熱，自汗，紅疹似痱，隱約不透，今五日，面油紫絳，脘痞便泄，時或昏蒙譫語，苔白薄而舌本絳，脉軟數而模糊，議用梔豉合葛根芩連湯，佐以清營衛之熱。

梔皮三　連翹三　煨葛根〻　酒炒黃芩〻
淡豉〻　桔梗八分　赤芍〻　白薇三
元散三　薄荷五　鬱金〻　竹葉二十片

咨

加茅根肉及荷葉蒂二枚

同復診夜半起緩神爽辰後裡熱復熾表起不揚便泄緩而未止小溲少通班越未達仍屬面油紫絳神昏譫語模糊音而舌蹇指瘲肝風旋動喜熱湯而噦呃脉促數肢体上温下寒有陽浮欲脫之兆今表未盡而正虛不立波險雖支也仍從前法去桂枝鈎鈎之屬 黄芩 丹皮 青黛 蔗汁 桑葉 以進

余小暑節見一人微寒身熱小汗候外脘痞板實神煩便溏不爽用梱紅豆豉枳寔酒芩茯苓等不應余寤寐思之思過半夜嘗讀內經云暑與熱乃地中之氣吸受致病先犯募原夫食寧蓋三焦發疹神煩微寒有熱古白根膩脉來細弦不致昏痙方可無虞因擬方

鹽水炒川連五分　陳香薷半　半夏一錢　青皮三　杏仁四錢　益元散　服之汗噴便爽白痦透

桔梗五　桑葉一　枳殼一　茵陳二　引竹心一握　再服熱解又服熱止便積下

得愈

又復診

正交七日身發紫藍班脉促神昏口目動作喘息上奔体重不轉默默譫語而肢震遺尿速更余景勉用犀角 羚羊 金汁 銀花 生地 桑叶 鈎々 丹皮等煎服不及得犀黃一次脱然而死

徐

年二旬歲温邪經旬不解吸汗兩得猶未徹化身微熱而顴紫絳目赤有眵腹滿右脇氣促痰喘有音欬徹不吐舌絳苔白雖微而無液神情微發身可轉動

鈔

鈔

脉細少神防其痰壅氣塞之險議清降佐以微徹其邪

青蒿〃 白薇〃 前胡〃 山梔三 連翹三 旋覆〃

羚羊〃 花粉三 川貝三 杏仁〃 橘紅十 加蘆根肉尺

五旬歲風温寒热自汗鼻衄嘔惡舌白脉細此為肺

病宜輕淺上焦 薄荷 前胡〃 連翹 山梔 牛蒡 丹皮

元參 杏仁 桑葉 鈎〃 茅根 竹葉

四月間伏温寒热已經數日斑色紫紅點大如蕎稀

疎清現潮热煎寒舌淡無汗後又戰汗仍不得解因

復診

正虚不能送邪外出故仍見身熱脘痞班痕不化邪踞中宮恐其傳陷議進苦辛開泄枳桔半夏瀉心湯加減

酒炒川連三下 淡乾姜一下 法半夏一り 生梔三 炒枳殼一り
桔梗一下 葛根一才 喬売三

昨進苦辛開洩胸痺得寛身熱悉除病退之象也再議調脾胃以立方枳桔二陳湯料又合温胆湯

法半夏一り 廣陳皮一下
赤茯苓三 炙甘草一下 枳殼一才 桔梗一下 炒麦芽一り
廣藿香一才 鹽水炒砂仁末一下 炒竹茹一才

又復診

向愈數日復發寒熱脇下痞硬嘔噦作酸舌白目眩症由邪留不窮留伏少陽陽明之界宗仲景勞復發熱例治之用小柴胡合梔豉湯加減 柴胡一 法芩一 法半夏一 豆豉三 生梔三 青皮二 牡蠣三 青蒿 鉤二分 丹皮一 一服即愈

戊

風溫寒熱身熱無汗苔白脘痞薫之肝氣不得舒洩致噯噦煩悶謙用柴葛解肌合梔豉湯合左金丸加減 柴胡 葛根 豆卷 生梔 薄荷 荊芥 連翹 蘇梗 蘇葉 烏藥 青皮 吳萸 川連

王

加生姜 溫邪夾斑八日戰汗而神蒙譫語苔乾白根厚脘痞板窒大便不出肢冷俱震係高年液虧風動邪蒙心竅易為昏脫急議育陰清化兼泄手厥陰

羚羊片 鈎勾后 連翹三 杏仁三 金銀花三 中白一 玄參三 花粉三 青黛三 竹葉三十片 牛黃清心丸一粒 鮮石菖蒲汁化服

服後效驗 此症最易惶惑之候庸醫作腑寔治時醫作結胸治 即苔白糙根厚脘痞板寔大便出而並不用於寔瓜蔞生地與依神昏治誤邪蒙心竅大燥風動以羚羊鈎勾牛黃一丸為主

王暨林

女年二旬六月間時温挾暑肌热無汗脘痞腹痛舌白黄暈姑方候政 葛根二 荊芥千 連翹三 薄荷五下 杏仁三 枳殼八 查炭三 山梔三 淡芩七下 益元三

服後得汗熱緩白疹現但神雖清而氣促如鼾 又伸扶治人伏邪留踞三進但热無汗無寒舌白脉大勿可忽也擬清洩三進法

上薄荷 黃芩下 竹叶中 劑半 桑皮 神曲 豆豉 焦梔下 滑石 通草

热停日少腹痛痺留恋 杏仁三 生苡仁四 連翹三 花粉三 查炭三 丹皮八 青皮八 楝仁子 桃仁 茅根肉

時邪發热

加竹葉

一男十四秋暑热陷昏憒急宜清涼宣竅

王潘

羚羊 建麯 知母 焦梔 滑石 沖鮮石菖蒲汁 先服至寶丹一粒鈎勾湯送

服後神識已開漸愈後無遺毒而終

冬溫欬嗽身熱惡寒外無汗舌絳燥而苔灰白風熱夾

食 前胡 杏仁 桔梗 合葛根梔豉湯加廣芩 丹皮 白薇

葱 生姜 蘆菔 荸薺 茅根 得戰汗而解

伏溫夫班汗後熱不肯解舌白脘痞便泄似有昏煩

之象用葛根梔豉湯加生豉 半葛根二 炒黃芩八分 炒枳殼一 焦梔二 連翹三 淡竹葉一 佩蘭葉一

赤茯三 滑石三 加竹葉三十片服後得汗熱止仍瀉不安 因是口渴是山梔汁無害也

張 文 徐

暑邪一候發疹未楚尚宜疎徹 香薷干 豆豉四 杏仁三 枳殼リ 焦梔三 桔梗干 蒡子三 査炭三 蟬衣リ 連翹三 益元三 茅根廿八

時湿汗後疹達未盡身熱腹痛便泄脉細數舌苔黄膩此夫湿滞蘊恋也宜清利分利葛根芩連湯加 葛根リ 炒黄芩リ 川連姜汁炒 牛 赤苓三 炒銀花リ 査炭三 赤芍 扁衣リ 白薇リ 通草干 茅根肉 双

痧點漸回欬逆神倦時有潮熱右脘白而边淡紅脉數不和湿邪留恋未清童年質弱恐其易變 易變慎之

黄

蘇葉一 青蒿二 羚羊一半 杏仁三 白蔻八 枳實炭八 大貝三 淡芩一
桂 梗一 鈎白 牛 連翹三 生草八 竹葉 忍尾 茅根肉 一
冬令溫暖，微寒襲表，服戴姓表散，得頭汗嘔吐，余診
熱不甚，神昏譫語，欲起臥不寧，欬嗽不甚，目上視，嘻
笑，曰：邪未徹，表古淺，苔白潤，已欲由傳，若表散恐傷
津，清熱未化，大以豆卷、荊芥、支、蒿、薇、勾勾、牽、金竺黄、
硃砂、茯神、杏仁、枳殼等，病人未曾服，更由曾氏，按云冬溫失

邵

表邪陷傷津神昏譫語肢痙面青痙由肝陽上逆最防痙厥勉方以羚羊錢 桑葉錢 丹皮錢 白芍二錢 石決明 連翹三錢 杏仁三錢 竹瀝一杯 天麥冬錢 炒知母錢 生竹茹錢 青萍三分研勻冲 黃凡汁服得效神清氣平病退大半減方去牛黃丸加鮮沙參一兩 竟神寧熱除 後又診之舌苔若白潤面絳倦微咳微嗽 痧邪未清復因使裸而肩亂風是致嗽逆灼熱胃悶神蒙脈數小煩躁甚姑議清宣疏利法冀其微從微達為務 青蒿三錢 淡芩錢 連翹三錢 炒知母 子芩三錢 桔梗錢 卜子錢 瓜蔞三錢 象貝三錢 枇杷葉 茅根肉一兩

戴

温邪蒸疹無汗經六日体微熱而神氣昏迷時煩舌苔白底帶絳唇乾脉兀數疹点達而不透淺紅不鮮目赤便迪欬微咽紅病勢上進氣分勢有傳營之象議用表裡雙解法羚羊荊芥散合梔豉湯加減

羚羊　荊芥　山梔　連翹　鮮沙參汁炒豆豉　白薇　玄參　丹皮

蟬衣　薄荷　牛蒡　花粉　象貝　桔梗　茅根肉　蘆根肉

又

汗後疹達未楚之勢欲化大熱熾煩渴用芩梔膏杏苡

荷 羚羊 荊芥 知母 杏等 金 加蘆根 薑皮

童

稚年四旬，花後正氣不充，復感風溫，蘊遏上焦，表熱不揚，欬痰不爽，舌絳苔黃，兼之素有齦衄，陰分有火，最慮痰熱生風之危，謹擬梔豉合涼膈方法

淡豆豉三錢 焦山梔錢 薄荷錢 桔梗一錢 炒枳殼錢 酒黄芩錢
大連翹三 杏仁三 象貝錢 桑葉錢 蔞皮 枇杷葉三片

徐

春溫寒熱，得勞倦而並發，已經候外，尚蘊肺胃，餘熾

又

熱而無汗舌白神蒙譫語煩倦縮陰欬逆便溏面目赤晦脈形無數勢欲化火而未盡宜清疎氣分一法

豆卷 前胡 杏仁 羚羊 淮梔 連翹 白薇 桑叶
象貝 甘草 姜汁炒竹茹 服後得效

一老年冬溫內蘊氣液大虧舌乾齒燥体微热少汗齦叹神怯面絳脈猶帶數左腹動氣面赤指震緣陰虛風動兼之大便不行姑議疎解兼清氣热之法

黄芩 葛根 荆芥 杏仁 枳殼 桔梗 生山梔
知母 甘草 連翹 茅根 蘆根 肉

郭氏

三月間風温發病有汗而邪熱不解已經一候脘痺
腹痛舌白边絳係陽明蘊滯營氣不得疏洩也議清
滋調營法滯通徹陽明倣犀角地黄合小承氣湯
羚羊角 鮮生地 赤芍 枳實 大黄 元明粉拌炒
全瓜蔞 黄芩 連翹 甘草 茅根 竹葉

吳氏

温邪熱欬嗽頭痛脈弦數舌白無液而未汗防

王高

其發疹耗劇用前杏枳桔合葛根梔豉湯加減

前胡〢 杏仁三 杷葉〡 桔梗〤 粉葛根〢 豆豉半 焦梔三 浮萍〢 淨白薇〢 加甘蔗皮丹

溫邪無汗身熱欬嗽以前胡 杏仁 杷葉 桔梗 加連翹 荊芥 蘇葉 橘紅 象貝 得汗減輕

伏溫挾暑已經旬日熱不吐而汗微發紅斑白疹神昏顏笑肢震循衣舌白苔滑此邪出顯然未盡因陷痰滯心胞有外脫之險痙厥之危急宜清化

張俞氏

羚羊𠂊 鈎钩四 丹皮𠂊 連翹三 辰砂拌茯神三 益元散三 元參三 竹葉廿片 鮮蘆根一尺 另以萬氏牛黃丸 竹瀝石菖蒲汁化服

溫邪寒起体痛挾滯兼喉步汗議疎風化滯活血降痞一法 羌活 防風 枳殼 查炭 前胡 蘇梗 法半夏 鬱金 赤芍 西芎 加姜汁炒竹茹

五逾五旬溫邪有汗已經一候潮熱往來胸滿心煩而足冷舌焦斑滯大便不通脉形兀數壯如結胸用柴胡陷胸湯去黃連半夏加山梔 枳桂 花粉 貝母 丹皮 白薇 連翹 鬱金 茅根 服後

曹文

通便戦汗而解　次日復延徐耕雲接診按云傷寒
戦汗而解防其戦慄之患用青蒿　山梔　連翹　花粉　丹皮
枳殻　桔梗　鈎句　橘紅　茅根
傷寒化火傷陰舌色乾絳身热肢震脈弦小数神清
氣之腹如瓦仰動氣躍躍謙清化育陰青蒿二銭半り　丹皮り　鮮生地
花粉二銭　銀花三銭　連翹三銭　川斛三銭
元参り　生甘三分　茅根肉
溫热化火傷陰若床黄少液身热有汗脈孔小数神
氣蒙混肢震唇牽語言或正或譫無力疹班越而未

又 汪氏

透防化昏痙之虞急宜清滋化滯佐以熄風平肝一法

青蒿 羚羊 鈎勾 桑葉 丹皮 連喬 石决

黃芩 赤芍 枳實 牡蠣 生鱉甲 益元 蘆根 竹心

服後得通大便 漸解病情 次日減方去枳實黃芩又服漸愈

時溫發疹未楚欬甚不已宜清滋氣分兼散季邪

羚羊 山梔 酒芩 花粉 知母 煨葛 杏仁

桔梗 只實 赤芍 竹茹 蘆根

仲夏日時溫發出有汗斑疹屢現不能透達經旬不

陳

解化火傷陰舌枯絳燥欬渴痰稠議和陰清化爲要

倣犀角地黃合小柴胡湯意 青蒿 白薇 連翹 羚羊 丹皮 赤芍 沙參 杏仁 元參 桑叶 川貝 竹葉 茅根

六齡稚年瘧瘥時劇時緩正虧飲食逗留積滯以致

腹痛舌苔浸白自汗頻淹脈象虛弦兩關若代可知

脾陽受困有轉痢之憂姑擬扶脾疎利

土炒白朮 り 製小朴 八分 赤茯神 三錢 扁杏仁 四錢 炒白薇 り

麸炒枳殼 り 海南子 二錢 雞內金 炙 二錢 新會皮 り 青橙皮 り

脹下痛未除停葯漸止　越三日仍有潮熱暮甚猶可納谷形瘦氣弱更醫　幼科按云病經月餘正氣已虧而伏暑留戀不解肌肉漸削耳鳴頭汗浸冒新風頻有欬嗽舌苔白脈弦數按之少神但稚体質弱慮其邪陷痙厥之變議扶正和解兼洩厥陰爲法以冀漸入佳境

洋參（元米炒）一錢　青蒿梗一錢　淡芩（酒炒）一錢　白茯苓三錢　半夏（製）[illegible]
小川連（[illegible]）[illegible]　丹皮一錢　冬桑葉一錢　川貝母（去心）二錢　[illegible]

又

廣陳皮(鹽水)八分 鉤勾三錢 枇杷葉(刷去毛)二錢 服三劑停藥漸減細心調
理半月餘仍有寒熱之象 往請復診
青蒿一錢 荊芥一錢 桑葉一錢 炒丹皮一錢 大杏仁(去皮尖)一錢 遠志一錢
枳殼一錢 連翹二錢 白薇一錢 甘草六分 茅根牙去心
又服二劑 漸愈 減方去連翹 枳殼一錢 荊芥 仍
加元米炒洋參八分 雲苓三錢 鹽水炒橘紅八分 服之向愈
柴胡四分 法夏八分 炒製衣半夏一錢 炒青皮八分
十一歲童兒寒熱類瘧 茯苓三錢 甘草六分 草蔻仁六分 烏梅一錢

張

加生姜皮一錢

風溫候外疹達未楚潮熱少汗昏煩不寧舌絳苔黃夾食蘊惡勢已化火宜清疏氣分兼化滯積存臆議用梔豉湯合羚羊荊芥散加料

炒豆豉三錢 焦梔二錢 羚羊一錢 荊芥一錢 生薑一片 淡芩一錢 前胡一錢
炒枳殼一錢 元參二錢 天花粉二錢 青黛三分 六一散三錢 連翹三錢

加鮮荷葉一片

服後得汗仍煩次日 復診按

日風食已清正宜清化用竹葉白虎合減壽小柴胡

又沈

法加味 竹葉廿片 生石羔三钱 炒知母钱 青蒿三钱 淡芩钱 杏仁三钱
生香附一钱 連翹三钱 鈎勾四钱 丹皮钱 茅根肉两
服後病退有煩熱 減方用青蒿 丹皮 碧玉散
鈎勾 桑葉 鮮石斛 茅根 連翹等調理而愈
時温夾食疹過 荊芥钱 薄荷五分 葛根钱 豆豉四钱 焦梔三钱 連翹三钱
山查三钱 枳實钱 建曲三钱 引 葱白二个
冬温發熱咳嗽經旬不解顴目俱赤唇干齒燥舌边
絳而少液苔白厚而似叙脘悶腹痛有癖口渴便溏

胡

脉乏昏煩此夫食蘊濕熱化火未盡議清疏化滯一法

羚羊一 前胡 杏仁 山梔仁 鈎勾 橘紅 淡芩 連代

萊菔 生薑 桑皮 [illegible] 茅根 連投三劑脉靜身凉而愈

望六大年冬溫侵肺欬瘧灼熱自汗因夫食滯交互

不解已經旬日化火傷陰舌燥神蒙鼻煽氣促肝風

欲動陷厥顯然勉議清化潤燥一法希冀什一

鮮石斛 西洋參 知母錢 連翹三錢 白薇錢 犀角代 陳 小紅 查錢

元參錢 鈎勾 竹茹 花粉錢 竹瀝 茅蘆根 各一兩

孟氏

伏溫發斑内蘊身熱脉數模糊邪伏募原有戰汗之象致脘痞心煩苔如積粉議小柴胡去參合達原飲去芍加查 柴胡 黄芩 厚朴 白蔻仁 查炭 知母 半夏 甘草 檳榔

吳

伏溫夹暑已經兩候熱几不揚時汗不解斑疹已透不爽神蒙譫語痰鳴失溲舌潤苔薄脉形小數係風暑蒸熱正虛邪戀所致然尚未化火且宜清散

陳

羚羊錢半勲 石羔三錢 淡芩錢半 龍齒代三錢 花粉三錢 象貝三錢
杏仁三錢 元參三錢 連翹三錢 桑葉錢半 蟬衣八分 前胡錢半
加 茅根肉一兩
茹 竹葉廿片

温邪發疹病後食復身熱脘痞無汗苔白心紅脈象
弦數陰分已虧最怕乘虛傳變宜梔豉湯加減
豆豉生 焦梔三錢 枳實炭錢半 白薇錢半 查炭四錢 青皮錢半 桑皮二錢
黃芩錢半 荊芥錢半 花粉三錢 杏仁三錢 赤苓三錢 連翹一錢
加蘆根一兩 服後神昏痞悶得便泄汗出而解

陳

暑邪身热少汗脘痞嘔惡煩燥夫疹未出大便溏洩宜淡香薷飲加減 陳香薷 製厚朴 防風 藿老梗 查炭 枳實炭 滑石塊 連翹 大杏仁 桔梗 次日減方去 香薷 防風 加 宣豉 焦梔 又一服热仍不解而自汗欬痰黃紅又議清滋化痰法 羚羊 沙參 花粉 厚朴 知母 川連 枳實 黃芩 瓜蔞 竹茹 製軍 另煎沖

徐

春溫傷肺已經一候脉弦數舌苔灰黃而燥欬嗽脘痞氣促痰鳴兩投育陰

又

清火大便連行四次裡熱究竟不化素虛之体虛難勝此大病倘昏啼更加便屬棘手矣倣古人二虛一實者開一面之文未識然否候高明酌之

蜜炙麻黃 四分 熟石羔 四錢 杏仁 三錢 甘草 五分 鮮沙參 五錢 地骨皮 三錢

元參 一錢 白薇 一錢 桑皮 一錢 蘆根 五錢

五旬年六月間時溫夾暑微寒身熱有汗兼有遺精此屬傷寒最難理之且宜梔豉合小柴胡意

黄氏

豆豉三钱 焦栀三钱 薄荷三分 酒炒芩一钱 連翹三钱 廣藿三钱 甘菊[illegible]
陈香薷[illegible] 滑石[illegible] 服二剂寒解 晓起肌发斑疹微隱

女年二旬温邪内蕴作热不扬而無汗三日後夫痰火内閉致煩燥昏譫又四日反加遺尿便洩苔白黄暈經旬日乾欬痰滯口湧涎沫脈乃數步神志屬極險議用枳實大半夏瀉心湯合萬氏牛黄丸從内化法但得神清痰吐為吉　俗云痰迷心竅

趙

小川連（鮮石菖蒲汁拌） 枳實炭 半 天竺黃（薑汁炒） 川元參、半 法半夏 川連翹 三
志膽星 半 人中黃 半 鉤勾尖 竹心 甘草 另用牛黃丸一服
搗鮮石菖蒲汁和滾水化服 次日減方去牛黃丸 加羚羊尖
第三日又減方去羚羊尖 半夏 人中黃 加活地 茯苓 白薇 大貝 花粉服
後神清吐痰而愈

溼邪薰肺灼熱欬嗽息粗
胸脘板結大便微泄不爽舌光絳燥而糙右脈數大
汗痦兩得其邪仍帶上中二焦清滋未能應手宜

漏底傷寒灼熱
欬泄陰虧舌
絳年用甘寒滋
潤油膩消痰破
氣補血疏表而集

周

用表裡解法以葳蕤湯合前杏枳桔加減
蚕矢 麻黄八分 杏仁三钱 飛滑石三钱 桔梗八分 炒枳殻一钱 白薇一钱
鮮沙参一钱 川連八分 連翹三钱 炒黄芩三钱 元参一钱 生甘草五分 瓜蔞三钱
加蘆根汁　服後大便通暢熱退　津回而集
同濕熱欬有汗而熱不解大便溏泄舌苔白膩脉未
小数宜從肺經疏達用前杏只桔合葛根芩連湯又
合葱豉湯加減　前胡一钱 杏仁三钱 枳殻五分 桔梗八分 葛根五分
黄芩五分 淡豆豉三钱 荊芥五分 滑石三钱 旋覆花

姜

曹

石

引葱白頭二枚

李　秋風起上攻面腫於右做普濟法

荊芥　牛蒡子　馬勃　連翹　元參　生地

桔梗　黄芩　桑葉　[illegible]　川梨皮　六

一婦伏温發起見斑經日不解氣傷液耗致神昏

譫語耳響頭旋此乃風動陽升也最防陷厥之虞議

清化佐以熄風

羚羊　鮮沙參　青蒿　丹皮　赤芍

鈎勾　酒炒芩　元參　杏仁　桑葉

加連喬　決明　茅蘆根

温邪裹發表邪不起欬甚痰稠如

膠便溏無汗以麻杏甘膏湯合二陳湯加吳五味桂枝紫菀川貝竹茹蘆根次日轉方尚未化火按云欬渴痰稠最防暴脫即用鮮沙參 羚羊 川貝 元參等 後愈

三月閻治一婦汗後神昏熱緩不解余云溫熱傷陰陽升風動昏痙厥逆可虞議用育陰清化潛陽熄風一法羚羊片 鉤勾 以散吳血炒青蒿三分 黃芩片 連翹三分 桑葉片 丹皮三分 石決明六分 鮮沙參 元參三分 川貝三分 赤芍片 加竹葉廿片 加蘆根一兩

蕭陳

欬喘

葉氏曰欬嗽由外邪侵肺然六氣皆令人化若散之不解清之潤之即愈也若内因之嗽由他經累及于肺宜治肝脾腎之經

寒飲久積於肺以致欬嗽經年不痊當此秋令金旺之時宜温疏肺氣佐以理脾法 桂木 茯苓 杏仁 蘇子 陳皮 半夏 苡仁 甘草 姜渣

陰鬱是濕冬温春發身熱自汗脈弦數舌苔黄白而膨脘痞便溏言蹇神蒙呃逆以温胆湯加茯伏杏仁加減 茯伏 杏仁 連杭 李金 厚朴 苡仁 半夏 陳皮 茯苓 枳殼 甘草 竹茹 薑汁炒

呂

金水兩虧欬喘屢發　白石沙參　巴旦杏仁　后白通草　杜蘇子錢　杜牛膝　水梨皮　旋伏　麥冬　橘紅　茯苓

徐　女

兩旬餘來寒哮宿病欬喘復發右苔黃薄脈象促數
着右不得眠此肺氣壅塞不降夫肝陽上衝症非輕
淺議用金沸草散合三子養親湯又合定喘湯意
旋伏花　蘇子二錢　前胡一錢　白芥子一錢　茯苓三錢　海石三錢　杏仁三錢
石決　生坂　紫菀一錢　葶藶子錢　射干一錢　白果仁五枚　半夏製　枇杷葉去毛絹包

復診

減方去葶藶　加桑葉　麥冬

王　余　又氏　朱

倅無故而欬喘不眠　白桔　西覆錢半　蘇子一錢　杏仁三錢　橘紅八分
南沙參三錢　茯苓三錢　懷膝八分　砂仁末炒熟地　生
炒苡米三錢　象貝去心　枇杷　青鉛　柴胡花　六枚

欬喘屢發勢雖全愈議踈風化痰理脾順氣一法
前胡　杏仁　橘紅　半夏　茯苓　苡米　蘇子　桑皮
炙草　引　姜汁炒竹茹

高年勞故久嗽氣促頭汗脈數歇至症雖圖治
北沙參三錢　桑葉一錢　麥冬三錢　川貝二錢　橘紅一錢　蛤粉炒阿膠八分
五味子十下　石決明　炙草五分　鮮枇杷葉三片　去毛筋

年過五旬久嗽痰多脾肺病也動即氣促腎亦受

周 陳氏

傷用金水六君法合六君子意調之 砂仁末炒熟地 生冬术三 鹽水炒橘紅一 北沙參三 茯苓三 法半夏一 麥冬三 紫菀肉二枚

久嗽陰耗風惡不熄肺胃液之少於上供致有升無降燥癢愈甚不得清肅也宜清疎和陰益胃法 前胡 防風 甘杏仁 桑葉 象貝 橘紅 米仁 麥冬 元參 蘇子 栝蔞 冬瓜 鮮沙參 加枇杷葉 茅根肉

冬溫春發欬喘無汗寒起模糊已延旬日舌白边絳腹痛手痊脈來滑數此邪蘊不

能徹化液傷風動最防痙厥之變宜清疎順氣一法

前胡一錢 杏仁三錢 焦梔三錢 淡芩一錢 花粉三錢 桑皮一錢 蘇子三錢 象貝三錢 旋伏一錢半 膽星一錢 鈎勾四錢 白薇一錢 姜竹茹一錢 蘆根一尺

俗作一歌曰 旋伏焦梔与杏仁 前胡蘇子淡黃芩 花粉象貝蘆根共 桑皮鈎勾加膽星 姜竹茹白薇入 喘欬無汗腹痛痙 服下寒熱減欬喘緩腹痛鮮而舌苔叙脈亦小緩病退之象也 次日照原方加減一帖全愈

張

五旬叟素有痰飲欬嗽復感温邪而發身熱無汗已經四日痰鳴喘嗽白苔黃暈脈數右大頸汗昏蒙勢

屬危險此肺熱食滯蒙蔽之象幸得便秘略有生

机議清化以消痰食做清燥救肺合養親湯稱合

潤肺意　鮮沙參五錢　鐵石斛一錢　蘇子三錢　炒葶藶子七分　杏仁三錢

[illegible]梔仁三錢　枳實炭五錢　炙桑皮　地骨皮　三錢　海石三錢

加（去毛筋）枇杷葉五　鹽竹茹三錢　沖萊菔汁一杯　服後得汗熱解

次診　減方　去枳實　加羚羊一錢　瓜蔞仁三錢　茅根肉一兩

服下通大便八九枚　神氣清平調理而安

范

脈

復診

陰虛喘欬歲已近六宜育陰扶正化痰法

人參鬚（朴石水拌 烘另煎沖） 北沙參 麥冬 小原地（蛤粉拌炒） 蒼石斛

丹皮 穞豆衣 茯神 川貝 懷牛膝 柏子仁 旱蓮草

加薑竹茹

欬嗽氣衝由於肺腎虛所致

香白前 南杏仁 旋覆花 杜蘇子 桑皮 炒枳殼

瓜蔞霜 紫蛤殼 新會紅 通草

欬嗽不減先宜開痰降逆後商治本議前方加減

合三子養親湯 萊菔子 白芥子 杜蘇子 桑皮 旋覆花

熟半夏 新會紅 川通草 瓜蔞皮 薑皮

馬 顧 黄

中秋暴寒侵肺寒熱欬嗽少痰舌胖苔白滑脉緩法宜理肺和邪 前胡 防风 杏仁 枳壳 桔梗 蘇梗 橘紅 桑叶 甘草 姜皮

痰風壅遏手太陰欬嗽喘逆苔黄面浮脉来弦滑宜開滌痰為主 香白前 前胡 防風 杏仁 枳壳 苦桔梗 蘇梗葉 姜蠶 橘紅 姜皮

痰風踞於肺經外冒寒邪致寒熱欬嗽舌白苔滑脉来弦緊宜開痰降逆兼之辛散 前胡 防風 杏仁 甘草 蘇梗 橘紅 桑皮 建麯 炒枳壳 姜皮

葛林起

痰風停於手太陰欬喘氣逆右白脈緊法以利肺降
逆 前胡 防風 杏仁 桔梗 蘇子 桑皮 旋覆花
法半夏 廣陳皮 姜皮

外感風寒內停痰飲喘嗽由此而重也
前胡 杏仁 桔梗 旋覆花 蘇子 桑皮 半夏
橘紅 生姜皮

金水兩虧欬嗽氣衝神倦脈弦宜清上實下
北沙參 天冬 大熟地 川貝 茯苓 陳皮 [illegible]
蘇子 枇杷葉 蘆根

陳氏

石

虛勞虛有陰陽惟勞症陰虛有五有諸內而形諸外盡心則易汗肺則多嗽肝則大升腎則遺泄脾則便溏營衛交虛寒热甚徵面黄舌絳脉弦按空法宜和之用秦艽鱉甲湯合炙甘草湯意青蒿 地骨 白薇 秦艽 鱉甲 茯苓 歸身 廣皮 炙草 棗姜

血後欬嗽痰稠常識胸脇隱痛舌白潤脉弦滑此正虛濕勝防延肺癰議用冬瓜葦莖湯意甜杏仁 [illegible] 生苡米 [illegible]桑皮 佩蘭 青皮 通草 冬瓜子 枇杷葉 鮮葦莖

戈陸何

血後欬久不已肺虛燥熱未復治之非易宜清補肺陰

北沙參 玉竹 川貝 米仁 冬瓜子 桑葉

枇杷葉 麥冬 柏仁 炙草 茅根肉

營衛並虧神倦暮熱舌白面㿠欬嗽脈細耎數淹纏是虛

青蒿 玉竹 白薇 地骨皮 白玉沙參 桑葉

川貝 陳皮 杏仁 甘草 鮮蘆根肉

邪濕之惡未徹寒熱淹纏正陰漸虧理之非易

青蒿 黃芩 玉竹 白薇 杏仁 桑葉 柏仁 知母

加甘草 茅根肉

湯史文

血後欬痰清稀內熱神倦氣喘陰分大虧脈弦細理 引茅根
之至難 北沙參 麦冬 甜杏仁 川貝 桑葉 玉竹
蛤粉阿膠 冬瓜子 苡米仁 橘白 枇杷葉 炙草

男子十七陰氣交虧蓋熱外寒神倦盜汗面色㿠白
舌淡無苔脈弦按細延久非宜 桂枝 黄芩 玉竹 白薇 茯神 橘白
鱉甲 地骨 炙草 川斛 紅棗 絲瓜

血後欬嗽陰氣交虧面色青㿠舌苔淡滑形神萎頓
北沙參 桑叶 阿膠 玉竹 苡米 冬瓜子
脈象弦虚恐延損瘵 川貝母 橘紅 炙甘草 茅根 枇杷葉

孫

本質天真不足勞倦氣耗溫邪乘虛內動乾欬鼻衄形盛無汗舌絳面青脇痛而喘脈弦數按空理之不易

青蒿 黃芩 玉竹 白薇 桑葉 川貝 花粉 孝星 竹瀝冲

周氏

水虧虛火上炎喉間硬痛嘔吐痰中帶紅苔白邊絳脈象虛弦由產後未復恐延蓐損是虛議用葦莖湯合地黃丸意

鮮葦莖 冬瓜子 苡米 玉竹 川貝
小生地 川石斛 丹參 孝星 麥冬
粉丹皮 枇杷葉

言

曹

陰虧火炎金不清肅喉間燥癢欬頻宜養肺益腎

北沙参 麦冬 玉竹 川貝 女珍子 川石斛 茯苓 陳皮 炙草 鹿漿

經阻三月因感温邪類瘧寒熱頭汗欬逆痰稠舌白

滑边絳神怯脉数胸脘痞痛絡帶不和此胃熱傷陰

肝陽上冒宜清疏滋化用小柴胡合玉女煎又合秦

艽湯鱉甲湯加減

但柴胡鱉甲二味與理不合惕情少確似屬異法

鱉甲血拌柴胡 淡黄芩 小生地 麦冬 知母

煨熟石膏 炙鱉甲 川貝 桑叶 蘆

白茯苓 薑炒青皮 秦艽 竹茹 茅根

陶

緩診

寒熱稍減欬甚痰鳴脘腹痞悶不能納谷議用減等

小柴胡加和陰潤肺清捜營分

青蒿 黄芩 半夏 陳皮 白薇
杏仁 首烏 桑葉 冬瓜子 枇杷葉
通草 銀杏 炒姜

徐

温邪如瘧經月纏擾已屬氣血兩虧不治之症也勉

方以秦艽鱉甲湯加減

青蒿 白薇 地骨皮 秦艽 炒鱉甲
桑葉 丹皮 炒知母 川貝 生玉竹

馬

年交二旬吐血欬嗽形削寒熱經年不痊脈數細促

勞損顯然草木徒進無益勉議炙甘草湯加減

王高石

小生地三钱 麦冬二钱 阿胶二钱蛤粉炒 归身二钱 女贞子钱半 白薇二钱 怀牛膝钱半
山药三钱 旱莲草三钱 炙草五分 引 湖藕一斤 红[illegible][illegible]鬚一朵

肝風

肝风眩晕 冬桑叶 穞豆衣 石决明 白茯神 潼蒺 钩勾 杭菊炭 川通尼 白蒺莉 枸红
俗作歌二句 桑肉白夕茯神通 石决柏半菊肉同

肝风夹湿热上腾 左耳作胀且痒 宜熄风清热
甘菊炭 石决明 丹皮 花粉 荆芥炭 川姜柏 益水 建栀 乾菖蒲
川通尼 鲜桑叶

肝风上窜眩逆头晕
白茯伏 甘菊花 枇杷叶 川贝 柏白
石决明 紫菀 白蒺莲 赤芩 通草

高

血虛風動議補調之 大熟地 石決明 生白芍 新會皮 好阿膠 潼蒺藜 白茯神 白蒺藜 女貞子 杭菊炭

復診

脉來細弦肝陽變化內風動躍不已以致上冒頭旋心悸神恍肢麻舌少津液此因水不涵木所謂下虛上實也宜清養肝腎以熄風 製首烏 杭菊炭 羚羊片 穭豆衣 石決明 潼蒺藜 清阿膠 雲茯神 陳皮

邵

眩暈頭漲目澀久所宜熄風平肝 大生地 茯苓 天麻 煅石決明 炒池菊 潼蒺藜 引荷葉邊一圈 蜜炙桑葉 蔓荊子 穭豆皮

周氏

肝風頭暈兼夾外風而有隱痛 嫩防風 杭菊炭 蔓荊子 苦丹參 苦丁茶 炒歸身

邵

鈎勾 茯神 香附 石決 加荷梗

三旬歲身無熱而洩粘汗台白滑而唇乾神氣萎頓如寐顴頰微紅脘痞昏冒而厥大便溏泄此体虛胃邪肝風挾濕上騰也議清疎泄濁兼平肝熄風為法用葛根芩連合二陳湯加減

葛根 黄芩 生連 姜汁連 半夏 赤苓 青皮 前胡 石決明 白蒺藜 澤瀉

范 女

項結痰核服外科藥而起脇痛呃忒唇牽之症

細推病情由膻中宗氣孝抑少降致上逆為呃呃甚則脘（究屬外科藥誤莫怪病情無端 左医本宜寧究）痞不舒脇痛唇牽身無力脈不數似係厥陽上逆肝陽旋動宜温疏理胃佐以平肝入甘酸熄風以桂枝合二陳湯加減

甜桂枝　產白芍　淡干姜　炙半夏　廣陳皮

代赭石（煅）　嫩鉤勾　刀豆子　老壽金　茯苓

炙烏藥　炙甘草　服之神驗

腹脇胃痛附內症

姚氏

青年二旬脈形小數欬嗽右脇引痛此風邪阻絡也

議前杏桔桂合金匱旋伏花湯加減

前胡 杏仁 枳殼 桔梗 旋伏 新絳 李仁 蘇子 紫菀

引青葱管

若無欬嗽但右脇痛只是肝木鬱而不宣以逍遙法 新絳 葱管

柴胡 枳 當歸 白芍 茯苓 炙草 旋伏 沉香 蘇梗

葉婦

脇中攻痛此必肝氣也法以洩肝和營利氣

金鈴子 老蘇梗 川青皮醋炒 白芍 李仁

製香附 細白薇 炒枳殼 加荷梗

邵

食傷脾胃內積並挾積滯氣机不得升降而腹痛甚劇脉來寸數尺滑宜疎肝利氣法並導滯一法

柴胡六分 川楝子鹽炒 青皮一錢 尖梹榔一个 炒姜皮三分 製半夏一錢 香灰三分

酒炒黄芩一錢 枳實炭三分 生甘草四分 佛佼生酒浸

次診

脉象仍滑宿應少腹稍減腹不堅硬良由酒積蛔擾于腸胃兼之肝木不調氣机竊發防有蚘厥之変仍議導滯佐以疎利和陰殺虫一法

生軍錢 焦枳實錢 查炭錢 炒麥皮錢 枳椇七分 炒青皮錢 白芍錢
使君子錢 鬱金錢 烏梅生一個打 炙甘草五分 另用左金丸五分開水沖先服

陳藩少

肝邪犯胃，厥氣上逆，從左攻衝作痛，且嘔吐綠苦濁，脈弦按鬱，宜厥陰陽明同治法，選金鈴子散合栝蔞薤白湯加減

金鈴子 香附 延胡索 炒青皮 炒麥皮 白蔻仁 廣鬱金 炒神曲 鈎勾 谷芽一 法半

肝胃不和，氣滯少腹而痛，經曰：木鬱達之，用金鈴子散合二陳湯加減

金鈴子 嫩鈎勾 炒延胡 廣鬱金 法半夏 川通草 炒青皮 金柑皮 茯苓

復診

痛仍不止議辛以泄之酸以收之介類以潛之使厥陰絡氣和而痛自止

老桂木　白芍酒炒　青皮醋炒　枳殼麸炒　烏藥
澤瀉　茯苓　牡蠣　香附　通草

三診

痛勢仍不得解因寒氣閉滯絡阻不宣之故內症之象也用歸桂建中湯加減

老桂木　酒炒當歸　酒炒白芍　醋炒青皮
烏藥　秦皮　澤瀉　杏仁　牡蠣　枳實麸炒

徐

中脘隱痛食物失調陡然疼痛痛甚少納微嘔舌白心乾焦大便艱阻不利形瘦面白不榮脉細体有微

錢
姚　氏
此症服此方不應
後成乾血勞而亡
又　一童子

熱此酒中湿熱延成関格矣理之不易姑議小陥胸
合橘皮竹茹湯加減　焦梔三　法半リ　瓜蔞四分　杏仁三　青蒿三　生香三
麥冬リ　橘白才　枳實リ　竹茹薑汁少　海蟄淡半　大荸薺三枚
胃寒氣滞脘痛嘔逆　烏藥リ　川楝リ　麥冬リ　苦杏仁半　陳皮リ　法半リ
枳殻リ　甘草小　伏龍肝一升
經行悞飲酸酒少腹結瘕而痛經阻三月不行防成
癰瘍幸不寒熱且議通經　淡吴萸　當歸　玄胡　赤芍　炮姜　丹参
小青皮　茺蔚　桃仁　山稜　莪朮　澤蘭
五靈脂　引　乾漆末炒甲三
十二歳發疹失表身熱腹痛防成毒痢用金鈴子散

王婦

陳

合葛根芩連湯加減 桔梗 煨葛根 赤芍 川連酒炒 元胡 川楝皮 青皮 炒銀花

五十餘歲惡寒腹痛便泄嘔噁是之濕热蘊遏宜苦辛 炒枳殼 姜炒連 酒炒芩 澤瀉 廣藿香 廣木香 薏仁 赤芍

洩化法 廣藿梗 姜竹茹 服後瀉止痛緩惟惡嘔不止減方去連加元胡香附不在而胸脘格拒

脘腹痛而吐蛔選金鈴子散合左金丸又半夏瀉心

湯合烏梅丸 金鈴子一錢 酒炒元胡一錢 吳萸姜汁炒下 炒香附一兩三錢 姜汁炒連四分 醋炒蛙殼一錢 山梔三 醋炒香附三

炒枳殼一錢 陳皮 瓜蔞皮 廣藿梗 半夏 當歸 砂仁殼一錢 烏梅炭一錢

錢婦

望六大年宿病脘痛今連少腹巔赤神蒙唇紅舌白边絳脈象沉弦時有乾嘔係肝氣橫逆恐延変重證金鈴子散合二陳湯加減 金鈴 延胡 澤 炒青皮 廣鬱金 半夏 茯苓 三 苡仁 荔枝核 三 煨木香

先服左金丸 下 伏龍肝湯煎

顧

左脇癖積疼痛用金鈴子散合通絡法加減 金鈴子 元胡 木香 澤 小青皮 薤白 猩絳 砂仁 香附 青皮 桔葉 葱管

服後而病霍然

高

内症有年右少腹寒湿互凝結如癥痛屢發屢止今痛甚成内癰嘔噦如赤豆汁高疊如饅豆掀赤还未醫紫絳有膿形不納而面絳呃逆危象顯然湯藥丸散已無及矣不忍坐視勉强應瑶

吴萸炒川連 醋炒小青皮 金鈴子 澤蘭 元明粉 赤芍 廣鬱金 姜水炒竹茹 通草

服之不應而卒

郭

少腹痛脹頻頻身熱脈數苔黄稍能納谷防成癰瘍

擬金鈴子散合帰桂建中湯加減　川楝子り小茴香拌つ　炒延胡り　當帰酒つ弐
川桂枝六分　赤芍り　酒炒延胡ヌ
柴胡四下　青皮り　檳榔七　乳香六分　没薬二下　甘草二下　加葱管弐　外用姜葱搗和炒熱
灘綿紙上貼患處用布扎定再将炒熱麩皮絹包熨之
次診稍愈
前方去柴胡　檳榔　乳香　没薬　葱管　服之漸安
加獨活り　木香ト　砂仁末二下
周　婦
経来腹痛用金鈴子散合佛手散加味成方　金鈴子　延胡
川芎　當帰
丹参　香附　砂仁　茺蔚子　茯苓　此業診之婦人之陡然胃痛擾
於右腹嘔吐不納是氣食相併而兼蚘擾也亦用金鈴子散加越鞠丸
梅丸主之

趙氏

繆氏

壽傷脈絡經行腹痛 小川芎 烏藥 當歸 茯苓 小茴香 桂生 香附 通草 其絡通和 專用痛止

經行未淨誤吞酸物冷滯少腹結瘕而痛經阻三月

不行防有結癖之患幸無寒熱且議通經 吳萸 赤芍 當歸 丹參

山棱 澤瀉 莪朮 澤蘭 炮姜 元胡 桃仁 琥珀 青皮 茺蔚 山甲尾 夫脘腹疼痛症每有酸辣凝痰為患皆因肝氣少於疏洩寒熱抑鬱

脾胃虛弱食阻氣滯兼之寒熱互混敘而為痰為積運行不舒所以痛也治之必先疏利氣分兼消食滯運痰積兼溫通化積之法若審大佐以涼燥佐以不潤但用凝滯寒物提使其氣机通利為要內經所謂得後與氣則快然如衰并天士又曰得暖膻通者宜辛以通通所謂通則不痛也若腹滿痰食或便生蟲老積皆能鮮痛若得暖癒而不解者重也甚則吐瀉而不解者危也仲景曰五液注下臍築湫痛命將難全即此相同也

戴 四齡

瘧後溼熱未清腹膨溲如米泔陡然腹痛此屬脾積用四苓散合戊己丸加減 茅朮炭一錢 猪苓一錢 赤苓一錢 滑石三錢 大腹皮二錢 建梔一錢 乾姜下 通草半

姚

炒金鈴三錢 杏庚辛 白芍二錢 胡黃連一錢 枳實炭三錢 服後痛緩而未止再劑而安 加鷄肫皮一具

陰虛風熱齒痛 細生地三錢 大貝三錢 香白芷一錢 細辛五分 金銀花三錢 蟬衣一錢 大連翹三錢 甘草八分 服之神驗

曹

經阻五月潮熱有汗腹痛勢甚非有孕也此溫邪熱入經脈營氣滯塞也宜用大柴胡湯加減為雙解法

又 濮

服後便通病解調理而愈

溫邪蒸熱自汗舌絳云苔腹中大痛此食火邪阻氣滯也用枳實導滯合木香檳榔丸便通漸愈

胃痛脈沉面白色瘁苔白黃膩以金鈴子散加減

烏藥　蘇梗　金鈴　玄胡　神曲　茯苓　陳皮　半夏　蔻殼

通草　一服減半兩服全安

養心集下卷壹終

養心集下卷貳

琴東葛緟鎬撰

瘧疾

瘧發深秋寒多也微多汗渡赤脉末沉弦最防糾纏陽旦湯加味煎 桂枝 防風 枳殼 桔梗 半夏 廣皮 生梔 黃芩 赤苓 引 竹姜 紅棗

瘧久季老痞氣搏結宜分消疏解為務以青皮飲加減 柴胡 黃芩 青皮 半夏 枳實 瓜蔞皮 白蔻仁 生梔 赤苓 通草 佩蘭葉

陳

邵

徐

瘧後正虛痞暴上逆宜踈補之香砂枳朮合六君子湯 製香附 砂仁末 焦枳實 土炒白朮 茯苓 小青皮 陈皮 老蘇梗 赤芍 佩蘭叶 法半夏 老蘇梗

陳

瘧後脘痞得食不安古濁脉弦此正虛飲邪未楚也議香砂枳朮合六君子又合橘皮竹茹湯加減 生冬朮 法半夏 廣陳皮 焦枳實 生香附 茯苓 炒秫米 姜汁炒竹茹

次日復診減方 去枳實 香附 秫米 後來全愈

加厚朴 廣藿香 白蔻仁 焦谷芽

錢氏

曹氏

三陰而轉日瘧入暮而來寒來並重而便泄議青皮
飲合達原意 柴胡六分 黄芩一錢 檳榔一錢二分 草菓六分 茯苓三錢 陳皮一錢 製首烏四錢 甘草六分 生姜一片 大棗二枚

經阻六月溫瘧頭汗已延兩候餘舌光絳而陰大虧
宜育陰清熱為主用桂枝白虎湯合復脈湯玉女煎
法又合秦艽鱉甲湯 桂枝 熟石羔 炒知母 鱉血拌柴胡 生地黄 鱉甲 麦冬 麻仁 一劑未愈減方去柴胡
石羔加青蒿 黄芩 仍無効

徐又司

天癸久停温邪如瘧經月纏擾已成乾血勞也難治勉用秦艽鱉甲湯加減

青蒿 秦艽 鱉甲 地骨皮 生玉竹
炒知母 川貝 白薇 丹皮 冬桑叶

加 紅棗 灯心

三秋類瘧

柴胡 防風 淡芩 廣皮 黄芩
花粉 蔡夕 冬半 六曲 赤苓 姜棗

伏邪晚發寒热類瘧左腰痞滿不利用小柴胡合青皮飲又合二陳湯梔豉湯等加減

柴胡 黄芩 半夏 陳皮
檳榔 蔻殼 赤苓 赤芍
焦梔 生豉 枳殼 甘草

引 橙皮

張婦

陰瘧久而又冒新邪轉為日瘧瘧邪乏痞而微昏發風塊似愈不愈仍畏寒烘熱自汗猶似瘧淹纏此因病後体虚三瘧之根由未盡也宜調補營衛青蒿鱉甲湯合玉屏風散又合炙甘草湯意 青蒿子錢 炙鱉甲反 製首烏錢 生白芍錢 冬朮錢 防風八分

生綿芪三錢 茯苓三錢 黨參三錢 桂木三分 麥門冬錢 炙草四分 淮小麥一撮 紅棗五枚

錢

秋暑瘧發於少陽陽明二經議疎中解表之法小柴

又 氏

胡合青皮飲又合達原意 柴胡 炙黄芩钱 澤钱 草菓仁下 陳皮钱 青皮三 葛根钱 海南子三 炒知母钱 甘草三下 青箬葉二片 姜皮 三下

久瘧陰虛後感冬溫以致寒热欬嗽無汗左脇下瘧母夾肝氣攻衝為噦為滿胸腹滿悶煩擾不寧舌絳燥而根白脉軟数而無倫勢屬重險 經文所謂兩感於寒必不免於死 又兼肝木尅脾土天穿地漏無治 茅根肉

客青蒿 酒炒黄芩 法半夏 粉前胡 細白薇 嫩鉤〻

廣陳皮 廣藿梗 炒生鬆 桑白皮 赤芍 大豆卷

陳 十二女

陰虛口疳齦肉腐爛血湧如泉若走馬狀此陰虛而邪火焚爍營衛也議用凉血並清之法兼球血中之風白虎合犀角地黃湯加減

犀角尖六分 鮮生地五錢 生石羔四錢 淡黃芩一錢 大貝母三錢 荊芥炭五分
煅中白一錢 廣橘紅一錢 銀花三錢 地骨皮一錢 蘆根肉一兩

潘 女

溫邪似瘧少汗經旬不鮮傳於陽明身熱暮煩發斑紫大鼻煽欬嗆舌白苔黃形瘦面白口渴脈小數此

張

係邪傷氣液擾惡營陰議清滋氣分稍兼治營陰 茅根

羚羊 鮮沙參 大杏仁 川貝 白薇 花粉 連喬 黃芩

生梔 泡丹皮 香豆豉 桑叶 橘紅 引 秋石水炒竹茹

陰瘧復感溫邪体熱乾欬無汗大便經日不解腹軟

可按舌絳苔敘燥黑邪轉入營分晝靜暮劇脈數

齒垢耳聾非輕淺者也宜滋扱清化一法 鱉血拌柴胡七分 黃芩一錢 鮮生地一兩

玄參三錢 知母二錢 生梔仁二錢 白薇二錢 大扁杏仁二錢 羚羊角一錢

引 炒枳殼 茅根肉一兩

王鞠卿

瘧後淹纏正陰日虧宜調補氣血用六君子合六味丸加黃芪米炒白朮玉竹白芍大棗濃煎作膏滋徐徐而服

暑邪似瘧入暮多至一候無汗原宜踈散議香茹飲合枳實梔豉湯加減陳皮製朴焦枳實炒山梔淡豉荊芥蒡子杏仁薄荷連翹滑石引通草葦莖葱白頭

陰瘧傳害又感伏邪霍亂後肝陽上冒兼之瘧毋攻衝而隱痛似歐欲噯不達

此屬肺有溼濕未清以致咳嗽頻欬其隂分又虧恐
雖勝任無成法可遵姑議泄濁和中清滋肺胃 赤茯神 白茯苓
建澤瀉 左牡蠣 法半夏 橘白 枳皂炭 炒蔞皮
川朴末 海浮石 鮮沙參 麥冬 茅根肉 枇杷叶 水吳
服之嗽愈又得調理而安

徐

隂瘧淹纏正虛邪戀已結瘧母勢雖驟愈且宜頻進
扶正理邪之劑冀其漸安乃去議青皮飲合鼈

高右

甲飲加減 青蒿三分 鱉甲炒 黃芩酒炒 製半夏八分 青皮八分 生姜三片 冬术一錢
草果五分麵煨 當歸身一錢酒炒 鱉甲酒炙 白芍酒炒 製首烏六錢
海南子一錢 陳皮一錢 炙甘草五分 共末 利生姜五片 紅棗五枚 煎湯泛丸

瘧發十數次雖汗不鮮以柴胡 下 黃芩 ㇏ 赤苓 半夏 川
枳殼 刂 酸炒 青皮 半 藿梗 半 姜半夏 二
今惡者待未來時服之取汗多不止或竟可不來屢試屢驗瘧止後不宜
有二因虛極內阻陽不入陰宜溫膽湯一因心陽耗肝膽有火汗多神浮宜森
砂仁 柏子仁 五味 牡蠣 小麥 南棗 麥冬 炙草 此方小柴胡合二陳去參
草 姜半夏 陳皮 茯苓皮 羽 霍香 蔻殼 大豆卷 此方宜加甘草為妙否則
汗多而寒 寒多加姜 熱多加山梔

痢疾

朱之邵

寒熱下痢宜温疏佐以清洩用香連丸合葛根苓連湯加減　煨葛根　青防風　煨木香　川連　建曲　赤苓　赤猪苓　炒枳殼　甘草　鮮藿梗

寒熱欬嗽下痢非輕之症用敗毒散加減服後得汗透鬆轉方調理而痊

痢後腸滯仍泄作有寒熱法宜疏理（理字當作利）

芽花半　防風半　秦艽一　海南子半　木香六分　炒枳殼半　半夏三錢　赤苓三　雞距子三　陳皮一

雅山兄

屠氏

孟冬伏暑陷於營分而為血痢舌絳脉弦難愈之症
議用四逆合敗毒散加減 柴胡 獨活 查炭 枳殼 建銀花
澤瀉 淡芩 赤芍 赤苓 甘草
引佳穀芽 乾荷蒂

依舊四月孟秋暑傷氣血下痢日經廿次舌苔厚膩
積滯頗多但難攻逐勢屬不輕宜疎利法稍佐清
化 防風 獨活 下 炒枳殼 廣藿梗 陳皮 赤苓
荊芥 二 炒木香 下 炒查炭 黃芩 下 炒香附 鮮荷梗尺許

吳 三齡

鴻福

倪

下痢議利氣化積滲濕 檳榔四分 酒炒黃連三錢 海南子一錢 澤瀉一錢 建麯二錢 查炭一錢 赤苓二錢 滑石三錢 藿香一錢

加甘草三錢 青荷葉一張

五旬歲久瘧轉痢姑從暴治 煨葛根 防風根 酒炒芩 枳殼 白桔梗 焦神麯 查炭 赤苓

檳榔 赤芍 六一散 引 荷葉包陳皮 風姜殼 服之效驗

濕在夏者濕起也濕起內蒸邪從大便而洩似為美

事而不知身中元氣傷於洩瀉所蒸之邪猶然內

陳

踞以致大腹脹滿足跗浮腫小水短赤飲食減少神情困倦脈象芤數口舌乾燥病勢有加深慮喘脫宜以桂苓甘露飲未知是否

淋濁

小便血淋濇痛不利面黃脈數宜通泄化瘀為要議用導赤合八正散意

小生地　細木通　車前　牛膝　滑石

川萆薢　赤茯苓　甘草梢　郁金　赤芍

屋

心火移於小腸溲頻赤濇而痛舌

連翹

山梔 加淡竹葉

細生地

絳脉未小數宜清心佐以分利議導赤散加减

淮丹皮

麦冬 鹽水炒川連 木通 滑石 茯神 連麴 李屋 甘梢 淬

復診

脉象仍弦小溲依然不得宣暢此陽心過亢木

李失於水涵理之非易 照前方去川連茯神 木通 滑石

加知母 山梔仁 赤苓 通草

徐

温邪病後熱移小腸溲澁似閉　細生地　赤苓　炒山梔　車前　木通　金鈴　萆薢　澤瀉

曹

疫邪霍亂

伏暑灼熱微汗陡然暴吐泄瀉嘔蛔渴飲目失明而頭腹隱痛苔白中脫其色光絳身熱已退陽邪轉陰木乘土位最恐陰液暴亡肢冷或麻必然厥脫無論

次診

老壯之人雖圍時晬陷今急宜歛隂洩木佐以和解
與其吐瀉俱止而仍違陽分猶可回春矣議用小柴
胡合戊己瀉心法又合四逆散意 鹽水炒柴胡 薑汁炒黃芩 枳殼 姜半 生白芍 川連 鈎勾 吳萸
廣藿香 荷蒂 甘草 伏龍 河水煎
吐瀉漸止佯轉灼熱時汗時無唇紅舌白边絳中苔
未結脉形數大鼻煤煩渴邪違陽分是為吉兆姑

卯

從陽邪主治用滋搜清化一法小柴胡合羚羊鱉甲湯　鱉炒柴胡　黃芩　連喬　羚羊　花粉　生鱉甲　麥冬　調理而愈

瘧邪擾中陡然霍乱吐瀉轉筋四肢厥冷脉細專伏便泄清白粘膩舌白目陷中脘格拒其煩渴引飲飲吐頻頻復為呃忒此屬木邪乘土中陽既困濕溫夾陰毒蘊中清陽復被其壓頓屬危篤不治之症勉議

和陽驅濁利湿開中佐以平肝一法已兼萬一若得回陽方有生机議用藿香正氣合平胃散又合二陳左金丸加減

吴萸汁炒川連　製朴　藿香　陳皮　赤苓　佩蘭
醋炒製半夏　木瓜　獨活　桂枝　烏藥　青木瓜
茅术炭　白蔻仁　澤瀉　通草　伏龍肝　荷叶筋
取陰陽水攪勻煎

又

疫邪腹痛陡然吐瀉足麻筋掣煩渴飲吐連連甚則蛔出舌白肢冷脉乙不揚此亦湿湿夾陰毒濁阻滯

趙

陽所致必得脉通陽宣肢体温和方可回春用左金合理中湯烏梅丸加減 吴萸 秫米 川連 桂枝 茅朮 烏梅 炮姜 伏龍 赤苓 陰陽水煎 半夏

霍乱吐瀉轉呃吐蛔目精微赤肢体微寒此暑湿擾乱中焦宜苦辛旋降以佐金合二陳又合丁香柿蒂湯加減 川連半 呉萸汁炒 法半夏醋炒 陳皮 赤苓半 丁香六分 柿蒂三枚 烏梅分 青木香半

復診

目赤肢温邪已轉陽用苦辛泄降仍以二陳合半夏

三診

陳

瀉心又合橘皮竹茹湯加減 廣皮 津 姜汁炒川連 赤苓 鈎勾 壽星 青木香 中黄 竹茹

微熱陽升夾痰未清仍用橘皮竹茹湯加減 新會皮 半下 竹茹 炒

津之 赤苓 石決 青蒿 銀花炭 中黄七分 益元 辛

虞聲金 又皆已見效一剤陽回二剤漸退三剤平安 也

先瀉後吐頭汗身微四肢麻冷而脉无神倦舌白边

淡紅胸熱吞涼腹中按之汩汩有聲恐延厥逆回陽

乃老宜溫通開泄用柴葛解肌合二陳湯再合藿

龐

香正気散法以塩水炒柴胡一下煨葛根〃陳皮〃沢瀉〃赤苓三半広藿半製朴〃滑石三半范志曲三半炒枳殻〃川通草半佩蘭葉〃加伏龍肝半陰陽水煎

腫脹

痢後腹脹連及面囊四肢、舌白脈濡潤此正濡湿勝也頗屬重險議祛風伐木健脾利湿用五皮

次診

飲合六君子湯加減 桂木半 防風一 陳皮一 帶皮茯苓三 猪苓一 腹皮三 澤瀉一 生冬朮三

炒米仁三錢 砂仁殼半 生苡米仁三 青荷梗一兩去刺 腫脹之勢由漸退乃順道

也但正氣大虧不致反覆為妙宜温燥濕邪以扶

脾伐肝滲濕仍照前法加減 桂蒼朮三 炒川朴一 甜冬朮 桂木半 帶皮茯苓三 因藿半 猪苓一 廣皮五 澤瀉一 姜皮四分

三診

腫勢大退脉亦漸虛此佳兆也宜小心調養為要

生冬朮 茯苓三 桂枝 廣皮 澤瀉 桑叶 川通草 冬瓜子

引 芦根肉 鮮荷梗

浦
温婦
謙

单脹腹急膨乎面黄舌绛苔白脉弦按软理之不易謙浅肝温通利气滲湿老桂木 大腹皮 廣木香 生白术 建泽泻 姜皮 小青皮 海南子 制厚朴 赤茯苓

闲而血崩崩後腹脹胃气少納此属营虚滞湿寒蕴閉所致理之最難者也且宜温踈气分佐以和营做附子理中法合五皮飲加减淡附子三分 生姜皮 千 大腹皮 二钱 焦茅术 一钱 赤苓皮 三钱 小青皮 一钱 五茄皮 二钱 廣木香 五分 冬瓜皮 一两 桂汁炒白芍 一钱

方法可以却未效耳宜高明另

徐

痢脹依然難治之症幸得胃旺畧有一線生机議四物湯合生脉散意 洋參一錢 元米炒麦冬一錢 炒枳實一錢 土炒歸身一錢半 白芍一錢 姜汁炒熟地三錢 茯苓三錢 鹽水炒斷一錢 水炒香附二錢 炙甘草五分 加桂元肉三枚 蓮心八粒

痢後崩血腹脹脾虧氣滯不舒胃脘膨脹宜踈氣和胃二陳湯加減 老蘇梗 製香附 淡萸 陳皮 赤苓 六神曲 公丁香 砂仁末 鈎勾 不引

張氏

木旺乘脾腹脹痛而減食已延鼓脹也理之非易且

宜頻進疎洩平肝之法以五皮飲合佐金丸加減

茯苓皮　大腹皮　廣皮　吳萸汁炒川連　老蘇梗　老桂木
川椒目　川萆薢　白芍　炒枳殼　豬苓　建澤瀉　廣木香

加　陳胡蘆殼一兩　陳香櫞一分

共煎濃汁以前藥製炒共末泛丸

失血

薄

陽明絡損血溢少陰陰分亦虧脈来芤弦宜清降

胡

佐以育陰為法犀角地黄湯加減 犀尖 細生地 丹皮 懷膝 知母 茜草 旱蓮 黑梔 枇杷葉

引鮮蘆根肉 沖入藕汁一盃

温邪傷於肺胃今九日身熱咳汗旋吐血沫頻頻呃忒舌苔黄膩脈弦數而右大按之帶弱正虛邪蘊頗屬棘手議清徹開中微降一法用冬瓜葦莖湯合梔豉瀉心湯參酌加減 犀尖 玄參 桃仁泥 白薇 酒炒連 梔豉 連翹 冬瓜子 生苡 以蘆管 淡竹茹 鮮枇杷葉 活水蘆根

李

馮

欬嗽吐血寒熱脉數細促形瘦經年不痊勞損顯然草木徒進無益勉灸甘草湯加減 炙甘草五分 麥冬一錢 生地二錢 甘杞子二錢 阿膠一錢 炒山藥二錢 炒歸身一錢 炙白薇一錢 懷牛膝一錢 旱蓮草二錢 湖藕節二錢 紅糯稻鬚一兩

肺肝伏熱絡傷欬嗆失紅屢止屢發脉弦帶乾陰分已虧非輕淺者也議化瘀清熱兩平肺肝法 丹皮一錢 茜草七分 紫菀鬚七分 黑山梔二錢 川貝母一錢 通草一錢 川鬱金六分磨汁冲 冬瓜子二錢 引 枇杷葉去毛筋二錢 茅根肉一兩

又

欬久正虛失血血去過多陰分亦虧内热外寒欬仍不止穀食少而倦怠脈象空弦慮延虛損也宜養肺胃之津兼佐以滋肝

北沙參 廣橘白 圓圖木茯 鮮枇杷葉 玉竹 川斛 生苡米 炙鱉甲 川貝 炙草

引 红棗

又

酒客陽明鼻衄時發最宜謹慎為要姑議清〻踈養陰之法

荊芥炭 南花粉 山梔炭 象貝母 川牛膝 玄參心 丹皮 知母 桑葉 茅根肉

黄

秋暑凉遏伤於营分陡然咳咯失红面黄色瘁神倦脉弦舌色淡红背脊隐痛此劳碌伤营火逆络瘀所致宜清降营中伏热佐以化瘀一法

生地汁　藕节汁　山栀炭　元青汁　童便　枇杷叶　降香汁　真郁金

吴

风热伤络失血作热舌白兼有瘀积宜清疏营分佐以化瘀

元参　荆芥炭　山栀　川郁金　紫菀　紫降香　藕节　丝瓜络　鲜苇茎

徐

络伤血溢而吐屡发不止幸得脉细不数阴根尚未

王 周 唐

深也 細生地三錢 旱蓮草三錢 茜草一錢 參三七三分磨汁沖 紫菀一錢 炒牛膝一錢 丹皮一錢 絲瓜絡三錢

宿病復發嘔血身熱乾咳理宜慎之宜清肺化痰

為法犀角地黃湯加減 犀角一錢 鮮生地八錢 荊芥炭一錢 杏仁三錢 白薇三錢 象貝母三錢 青黛三錢 茜草一錢 丹皮三錢 人中白一錢 茅根肉一兩 藕節一枚

風熱伏於肺胃以致絡血外溢血止而頻頻半嗽者

白脉弦細此陰弱燥風不熄也 炒荊芥 防風 桑葉一錢 元參一錢 蘇子一錢 薏米 芝麻 瓜子

利以寄生

牙漏久泄攻補難施議三物湯加減

顧

熟地 炒歸身 炒白芍 女貞子 杭菊炭 枸杞 中姜
旱蓮 陳皮 炙草

欬嗽帶血兼之目疾此為冬温傷肺宜化痰清肃 紫菀 白薇
茜草炭 炒牛蒡子
杏仁 冬桑葉 炒杭菊 冬瓜子 引 蘆根肉

新續 無欬吐血 丹地膝 麥降藕梔童便吃 二至旱蓮細生地 茜丹紫菀瓜蔞
有欬吐血 杏貝寄 瓜蘇二子桑丹皮 麥冬紫菀瓜蔞 蔻藕枇杷

次日復診血少已減 即前方去引 桑葉 茜草 葶子
桑皮 蘇子 苡米

便血

沈

溼熱傷於脾經營分以致便紅溲未休倦面色痿黄脈緩不和頗寔糾纏宜清熱健脾運溼袪腸風以和血

酒炒黄芩　銀花炭　地榆炭　生冬朮　炒半夏曲　赤苓

防風根　煨葛根　歸身炭　乾荷蒂

何

溼熱傷於足太陰脾失統血便紅下注值此懷娠重身脈虛無力最宜小心用黄連阿膠湯加健脾運溼袪風和陰

川連　阿膠　炒白芍　黄芩　生冬朮　砂仁末　防風根

茯苓　生地炭　炙甘草　鮮荷蒂

聞

腸紅未止又上胃嘔血盈盆致神倦色白而腹痛脈虛昏厥此血脱氣衰而兼瘀也攻補雖施癒属不治勉用生脉散合四物湯加減

洋参(元米ヲ) 麦冬 熟地(砂仁ヲ) 丹皮 金鈴子 茯苓

白芍(桂汁ヲ) 霍斛 川芎 藕節

崩漏

朱

經阻三月陡然血崩暴下如注神氣痿弱舌苔

錢

白薄而滑兩脈耎濡飲食稍進此瘀雖去而中氣虧

宜血脫益氣佐以和營去瘀一法用歸芍六君子湯加減

甜冬朮　雲苓　陳皮　炮姜　丹參　酒炒白芍　酒炒歸身

蒲黃末炒阿膠　元米炒洋參

脉象數久纏內熱連絡以致血奪成瘀屢行屢止今

暑止累月不斷議和營兼清兼調理法用膠艾四物

湯加減參入清營調氣化瘀之品

烏賊骨　粉炒阿膠　蘄艾　生地炭　建歸身　白芍　粉丹皮　茯苓

陳

青蒿梗リ 竹 澤蘭葉リ 陳佛手各下 茅根肉二分
地榆二戔 血餘炭各下

体虚崩漏已久胃納不旺甚難調治續奏方以四物合帰脾湯加減

細生地四 炒帰身二 真阿膠四 熟蒲黄二
木香牛 赤芍リ 炒遠志 炒茺蔚二 炒杜仲リ
生杜仲二 茯神二 兩服病退三 四服全癒

歌訣
崩漏久而何所思 再加木香枳実使
阿膠帰地茺蔚子 熟蒲黄和赤芍隨
生仲苓神炒遠志 还安躰[illegible]

大椿兄
診一婦經漏不愈而

胎前

凡遇傷寒姑而清躰若夾班疹也傷氣血每致小

產已產之後若邪未得鬆並無昏憒熱渴之象為病款鮮也悉從產後治宜清疎兼以化瘀若神識昏譫唇舌燥黑者亦從傷寒門調治若遇雜症宜避礙胎藥治之

或帶下連腎虛而眩暈此係八脈空虛肝藏陽升以

炒當歸 炒白芍 炒黑枸杞 海螵蛸 炒沙苑子 生杜仲 炒杭菊炭

徐

脈案

胃痛久而屢發信斷三月診左脈弦滑流動有娠妊

石又

之象宿病緩調 老蘇梗一 廣藿一 竹茹一 姜半一 茯苓二 木香下 制香附一 湯炒芩一 砂仁末下 白蔻子

妊娠伏暑寒熱似瘧有汗不解舌灰無液最防脫氣

宜清邪保胎 桑葉 青蒿 淡黄芩 一 神曲 生穀芽 青荷梗 姜汁炒川連 知母 四石斛 茯苓

懷妊發瘧寒熱煩嘔心嘈如飢納谷甚少脈弦數宜

疏利氣分和表清營 小炒柴胡四分 炒豆豉二錢 酒炒黄芩一 桔紅 杜蔻一 廣藿梗 老蘇梗一 白蔻仁四分 甘草 姜汁炒竹茹

姜汁炒竹茹

老蘇梗與白蔻仁代厚朴之功

葉

怀孕八月下痢色紫形膿此血伏陰分議用白頭翁湯加減

唐

暑傷氣血下痢無度苦白不叙積滯頗多但抱孕難以攻逐姑議疏化

川獨活一錢 防風一錢 淡黃芩一錢 陳皮一錢 [illegible]一錢

煨木香一錢 枳殼一錢 茯苓二錢 赤苓三錢 藿梗一錢

炒香附 引鮮荷梗尺許去刺

徐四爺

怀妊五月胃痛旬日不鮮勢甚不寧脉弦兼數明係木邪乘土食阻氣滯之象恐延痙厥傷胎之變

王

宜洩肝化滯枳實是姜皮瀉心湯加減 枳殼炭一錢 姜汁炒川連 四分 陳姜皮 五分 佩蘭叶一錢 遠志肉八分 生麥芽 五分 薏仁米 鹽水炒 四錢 炒生谷芽一錢 磨汁白杜仁 四分 麻仁三錢 服後大便通痛減

在小暑節伏濕經旬時汗時無身熱不解疹斑透發 煩語呻吟脈數小弦舌絳目赤頭鳴耳聾口燥時嘔 但恐孕四月最恐熱傷胎元有墜下之險擬育陰清熱 大生地 五錢 生山梔 三錢 淡子芩一錢 知母一錢五分 連翹 三錢 房藿 二錢 丹皮 二錢 瓜蔞皮 三錢 粉葛根 一錢 玄參一錢 青蒿 一錢五分 茅根肉一兩 服之舌絳熱減 脈亦小緩

産後

凡遇傷寒始而溫疎若夫斑疹邪熱熾盛又宜涼解舌白潤者宜兼消滯舌黑燥者宜兼救液腹硬痛或昏譫者宜下之悉從傷寒調治　若雜病調理宜看虛實若寒熱往來兼虛者小建中湯去白芍飴糖加防風玉竹白薇兼實者荊芥茯苓澤蘭青蒿丹皮豆卷

查炭連麴鈎勾之類 累産寒热有主药 热多有汗丹葛鈎 荊芥三味澤蘭芎 丹皮藕薇皆治丸 寒多無汗桂枝防 元胡歸尾去血炅

脈案

鄭 五一冬月

産後營衛兩虛復冒風邪以致寒热欬嗽無汗苔白

厚佈悉露甚少脈來弦數宜疎風化痰 桂枝八分 前胡一錢 杏仁三錢 連翹三錢 延胡一錢 查炭三錢 澤蘭三錢

引生蒲黄三錢

訣云 産後風邪寒热欬 痰阻少下脈弦小 白苔滿佈汗無來 桂枝防荊前胡蘭 延胡查炭連翹杏 生蒲黄和此方裁

潘

産後十一朝冒暑潮热微汗脈形弦數脘痞便阻時

高

有昏冒惡露少而淡黃体現紅白二疹稠密未透唇面舌苔淡白宜通瘀疎達為是

炒荊芥七分 蟬衣八分 杏仁三錢 連翹二錢 炒枳殼一錢半 蒲黃一錢半 桃仁一錢半 紅花一錢 鈎勾三錢 茺蔚三錢 佛手片一錢

服後疹達热除惡露行色稍多神清安寐

新產五朝適感風邪身热苔糙胸痞嘔惡頭蒙濁而脉數瘀阻不行最患衝逆之症議用清魂散合橘皮竹茹湯加减

歌訣六言七句

產後風侵身热 胸痞嘔惡頭蒙 最患衝逆之端 丹陳查炭 澤蘭炒荊青蒿 桃仁茺蔚半夏 姜汁竹茹可用

時

章

產後半月有餘微寒身熱乳房腫脹陡然胃痛甚則
肢冷微昏如厥緩則目乱視而右頰赤惡露少下脉
弦緩右浮以清魂散加荊芥炭丿 澤蘭ミ 青蒿ミ 查炭ミ 丹皮丿
減製香附ミ 鈎勾ミ 雙通草ミ 茺蔚子ミ

妊胎三月損傷下而屢漏惡露不清血凝氣滞少腹
痛疼宜通瘀利氣以四物湯合金鈴子散料加炒生地 建白芍 酒炒當歸 川芎
炒金鈴 桃仁泥 山查炭 紫降香 澤蘭葉
丹參 酒炒元胡 製香附 炒川斷
服後達下瘀塊但畧腹仍有微痛
減方去桃仁 元胡 降香

楊涯

引

生杜仲 川通草

產後十朝微寒起無汗惡露不行納谷甚少宜疏風化瘀法

荊芥炭 炒防風 全當歸 元胡索 查炭

新會皮 東白薇 粉丹皮 澤蘭葉 姜皮

產後月餘營氣兩虛伏邪侵惡神倦色痿頻頻寒起脈來濡小淹纏是虛用歸桂建中去飴糖白芍合二陳加料

桂枝 當歸 防風 玉竹 白薇 生香附

陳皮 丹參 炙草 半夏 生姜 紅棗

陸

產後一載營氣不復形色痿頓体倦肌瘦谷食不旺脈象細濇延成蓐損也難治

細桂枝 白薇 囫圇玉竹 酒炒歸身 嫩鉤鉤 製香附 陳皮 川斛 炙草 谷芽

復診方 桂枝 玉竹 麦冬 酒炒原地 酒炒白芍 香附 炙草 川杜 姜棗 茯苓 歸身 [illegible]

又復診 陰氣交虛神倦脈軟幸無寒熱乾欬為佳 前方去桂枝 去麦冬 加阿膠 炒粉 川芎 白薇

吳

產後兩月營氣大虛而伏邪留惡未徹寒熱淹纏神倦色痿脈來濇小理之非易

桂枝 防風 當歸 白薇 玉竹 生香附 廣皮 製半夏 炙草 茯苓 引生姜 棗

復診

桂枝 秦艽 炙杞 當歸 白薇 茯苓 香附 半夏 陳皮 炙草 仍加姜棗

王

半產後食傷觸寒而並挾微寒身熱自汗舌白厚膩肢冷腹痛脘痞欬嘔脉遲細宜利氣消食化痰三法

白蔻仁五分 酒炒歸須一錢 陳佛手六分 桃仁泥一錢 枳實炭錢 酒炒元胡錢 焦神曲三錢 澤蘭葉三錢 荊芥錢 查炭三錢 赤芍

蔣

產後月餘胃風欬喘微熱淹淹恰遇暑天風熱襲入肝絡肢痺昏厥有汗熱渴勢若柔痓苔薄黃

復診

暈舌边微赤宜平肝熄風育陰清热為法 鮮生地 丹皮 羚羊角 鈎鈎

桑葉 杏仁 鹽水炒石决明 炒甘菊 象貝 鮮石菖蒲汁三匙 加茅蘆根一尺 方諸水半盃

仍屬昏罕体熱不鮮而現白疹悪露微下但病机

仍在險途宜徹邪清化和陰熄風 荊芥 連翹 白薇 蒡子 赤芍 丹皮 犀尖 羚羊

鈎鈎 石决明 碧玉散 [illegible] 鮮[illegible] 方諸水一盃 加茅蘆根湯代水煎 再冲鮮石菖蒲汁五匙

又另用紫雪丹三分開水化先服

曹

經停四月陡然下血如崩如脫之象即為半產心悸脉小血去過多以致昏暈此属風陽上冒最防暴脫用桑葉 丹皮 丹參 澤蘭 鹽水炒石決 [illegible] 酒炒全歸 絲綿灰 [illegible]炒川芎 辰砂拌茯神 菊炭 赤芍 益母草湯煎服之驗

徐

產後七朝即起寒熱似瘧泄痢古苔黄薄脘痞嘔惡脉沉弦數此邪陷太陰最不易治所怕痢勢轉增土敗木賊之危議用半夏瀉心合戊己丸加減 法半夏 川[illegible] 川連 [illegible] 酒炒黄芩 [illegible]

陳

淡干薑三分 酒炒白芍一錢 大豆卷三錢 黑梔 建蓮三錢
查炭三錢 赤苓三錢 紫末鈎三錢 鮮石菖蒲一錢

伏溫挾經疹汗後經旬不解而小產唇干齒燥苔白
中灰而無液目赤便閉神呆耳聾微咳脈弦數熱已
緩惡露少下用輕清疏表兼以化瘀為法 桑葉 白薇 蟬衣 赤芍 連翹 桃仁
丹參 赤芍 鬱金
澤蘭 猩絳 茺蔚 一服復發白疹而熱止 二劑惡露稍多而康寧

蕭

產後四朝因感風寒致身熱頭痛少汗少腹右瘕隱

痛，白苔滿佈，痞滿不行，脘悶，所慮氣火上升，恐傳昏厥變端。

炒荊芥一錢　澤蘭一錢　赤芍一錢　炒延胡一錢　桃仁一錢，研　炮姜炭六分　查炭三錢　木瓜三錢　酒炒黃芩二錢　歸尾二錢　益母草湯煎

一服病減，後自大熱大汗，經作筆逐欵。

黃

痹症

肢麻木而兼痛，脉浮數，滿苔白尖絳，此大率邪襲於風濕也。獨活寄生湯加減。

秦艽　桂枝　防風　蒼朮　川膝　萆薢　海桐　白芷　薏米　滑石

引　桑皮　桑枝

周

唐婦

汪

行痺並痿甚於前脉弦理宜謹慎 秦艽一 防風一 酒炒當歸二 蒺利三 川膝三 杜仲三 防己三

香附三 砂仁五

廣藿梗三 陳松節四

体痛風滞於脉絡也用獨活寄生湯加減 秦艽 獨活

赤芍 川斷 白蒺 生杜仲 追斗 桑寄 木瓜

米仁 全歸 牛膝 茯苓 孝㞐 三 酒炙桑枝

遍身骨節疼痛用浸酒方 熟地 鹽水炒當歸 川芎 枸杞

補骨脂 鑽地風 虎骨酥炙 茯苓

海桐皮 防風 茅朮泔浸 右味配分兩製炒用黄

官桂 秦艽

五加皮 鹽水炒 秦旨風 羌活 大看 桑枝 酒入磁瓶中以絹袋盛藥浸之

高 鈞

高年半身不遂營衛已虧絡痺不和經脉不利防
成癱瘓若老樹偏枯雖水釀不能周濟可知藥餌
雖以調攝惟冀帶病延年而已　猺肉桂四分川撫芎錢（酒炒）
生當歸（酒炒）三錢　酒炒白芍錢半
酒炒川斷三錢　雲茯苓三錢　杜仲（鹽水炒）三錢　陳松節三錢
酒炒秦艽錢半　淮牛膝（鹽水炒）三錢　犬脊（酒炒）三錢　廣陳皮（鹽水炒）錢半　引　酒炒桑枝一兩

平素筋骨疼痛藥酒方
炒紅花　丹皮　芍　木香　杜仲　雲苓
酒炒厚朴　炒歸身　炒川斷　秦艽
懷牛膝　炒蒼朮　酒炒桑枝
於朮　炒白芍

陸

姚

營氣俱虛腰膝痿弱用十全大補丸減加 西党 冬朮 茯苓 熟地炭
歸身酒炒 黃芪蜜炙 兔絲子酒炒 杜仲鹽水炒 川斷酒炒 丹皮水炒 旱蓮汁炒
白芍酒炒 補骨脂鹽水炒 懷牛膝酒炒 陳皮水炒 製香附 女貞
枸杞子炒 澤瀉鹽水炒 列桑枝酒炒

腰臀右痛而擾於左腿股
當歸酒炒 赤芍 川芎酒炒 生香附三 廣皮 獨活 夕利 生杜仲三
川斷酒炒 犬脊酒炒 桑枝酒炒 令服六劑 其人服三劑小效

瘋癲 附失心風 傷寒狂言譫語

人有病痫癲或失心風者何也曰其人因事不遂意反覆思索則神傷精耗致陽氣孳勃生痰生熱聚於胞絡之間心腎失交故徹夜無寐擾擾耘耘昏而不寧神志恍惚語言顛倒自汗健忘兼之肝陽化風上擾則志意惑亂妄言不食或木不條暢則悲哀罵詈正虛邪實互相混淆治宜清熱熄風降痰之劑用牛

黄抱龍丸或二陳溫胆瀉心湯加桑葉 丹皮 羚羊 山梔 鉤〻 天麻 枳實 白芍 菖蒲 石决
或病後正虛濕熱蒙冒神志不堅精柔不復膻中失
於清明若妄有其事而語言不貫健忘自汗宜清洩
濕熱安神養心亦宜用二陳溫胆瀉心湯加硃砂 燈心 澤瀉 川斛 枳實 香葉 天麻 夕利 丹皮
白薇 遠志 柏子仁 鉤勹 天竺 穞豆衣等繼用洋參 棗仁 麥冬 生地之類二症皆屬

失心風

若肝氣鬱勃有志難伸或思索不遂顛倒妄想以偽作真掩飾其事則癡情先露則痰涎蓄熱流注於脘絡之間致脘中血濇机竅不為靈動神明出於偏向故曰心偏非真心偏也或神呆不語或嘻笑妄言或作事虛偽如見鬼狀此為癲疾兼虛兼實治之宜清熱養心豁痰利竅佐以鎮熄安神亦用前法加減

繼以天王補心丹調之　或痰火熾甚絡滯血瘀
風動陽升犯於神明之竅以致狂妄為非入魔之大
此為風痰治宜針刺俞穴使其其力氣少衰然後用
滚痰丸鉄落飲紫雪至寶丹及牛黄抱龍竹瀝達
痰丸或導痰湯之類佐以鎮心寧神亦用前法加減
虚則補心丹歸脾湯等調之　又傷寒發班因風

熱痰食薰蒸心肺神志不寧錯言妄語或耗氣爍陰致神昏譫語悉依傷寒例治在氣分者有牛黄清心丸瀉心湯羚羊荊芥散血分者犀角地黄湯或胃腑實熱腹硬滿者宜下之大承氣湯則甚氣血俱病邪熱夹痰蒙閉心胞昏憒無知脉来細數無神最易外脫宜紫雪至寶丹加鈎句姜汁竹瀝石菖

徐

蒲等凡此皆險症仲景云傷寒汗出而復热脉尚躁盛狂言不能食病名陰陽交者死然屢驗此症兼悲者猶可活笑者莫能醫

五旬歲仲夏忽然微寒頻頻身热神昏不語痰喘呼呼舌白目瞑唇茂紫色此所謂昏昏如醉神情如迷痰热内閉勢非輕渺議用温胆瀉心合小陷胸湯加減

范 戈

薑汁炒川連 蓮子心 淡黄芩 廣鬱金 竹瀝半盃 服下神清口開
瓜蔞仁 建枳實 茯苓 陳皮 鮮石菖蒲汁半盃 薑汁一匙 奏效甚速 惜乎復閉未愈

心偏日久姑用 生棗仁 鮮沙參 鮮生地 豬心血拌茯神 硃砂拌麥冬 炒遠志肉

血虛心悸多言健妄用天王補心湯加減 臺人參 炙黄芪 辰砂拌茯神 鬱金
炒遠志 酒炒歸身 炒柏子仁 炒半麴
炒撫芎 炒棗仁 炒五味 炙草 引桂元肉

危脫見症

凡病臨危之際脉必如雀啄或微弱無神似有似無或氣促昏憒自汗遺尿或便泄昏譫或便泄昏躁或喘泄自汗或低声嘿語唇搴瘛瘲或口目動作或如鱼口短息或吹风嚙指或形笑昏譫或舌色冷白青晦或短縮難伸或摇頭直視額汗珠冷或爪爪青肢冷粘汗不流或鳴喉息微或昏憒忽躁或昏蒙鼾睡不

知疼痛或灼熱自汗便泄昏厥或目定口開氣出不返者皆脱症也無治

應驗雜方 八珍粉 黨參 蓮肉 茯苓 各五兩炒 芡實 扁豆 山藥 苡仁 糯米四升同粳米一升炒

汪

舌攪三焦作呵風筋惕不時升降宜下之 蕪荑四錢 四君子十粒 枳椇三錢 黑丑三錢 白芷一錢 百部三錢 木香二錢 生軍三錢 鶴虱三錢 活水煎砂糖汁沖服後下血水積垢矣 螞蝗赤蟲

又治

一婦人胎滑凡坐喜二三月即墮後延余擬此方服

之不墜 此方不拘時候可服 帰身六兩
二蚕綿六兩 小茴香六兩 用清水十大碗煑爛晒乾燒灰
存性入後藥同研 又入蓮心荷葉八兩晒乾同清阿膠八兩 酒浸化拌蒸晒七次
又製香附八兩 先用塩水浸三日又用童便浸五日然塩水童便要換二次然後晒乾
研碎入後藥拌勻 另又一方 大熟地六兩 厚杜仲四兩末甘浸一日土炒
砂仁末四兩 酒煑晒乾 川斷肉二兩 酒炒 酒炒帰身四兩
子條芩二兩酒炒 共為細末入前藥拌勻煉蜜為丸如桐子大
酒炒白芍二兩 蜜炙甘草二兩 每服三錢清晨空服砂仁湯送服 臨卧時再服

交合定中丸 治夏秋暑濕泄瀉 陳皮姜汁炒一兩 製厚朴一兩 縮砂仁五錢
藿香叶二兩 炒枳殼二兩 紫蘇叶二兩
宣木瓜二兩 赤茯苓二兩 廣木香五錢 粉甘草二兩 右藥炒製磨末用姜湯泛合為丸如彈子大每丸滚湯化下

袁先生作代參膏 玉竹二斤 黄芪二斤蜜炙 天冬一斤去皮心 枸杞子十二兩酒拌蒸 桂元肉十二兩 明天麻十二兩濕紙包煨切 枇杷葉六兩刷去毛去筋 防風二兩

以上各法製備熬膏 加煉蜜收好服

參之為物本乎天地之王氣以滋生故治病有奇功號曰盡參余仰觀天象天地氣色如氤氲會聚於尾箕之野是以遼參治病勝於上黨參者十倍也但恐百年之後用者多而產者不計苟有大有力者幾

不可得而服也則貧人將何資以回生耶余故預製一方以代人參之用敢云功力可抵人參或者聊為得半之資云尔

爛膀瘡方 東丹三分 白占三分 銅綠三分 樟冰三分 大生三分 鉛粉二三

又治陰毒痰瘤骨疽方 大熟地一兩 上桂心一分 白芥子二分 麻黃一分 鹿角膠三分 药三分 搗碎 生汁冲服 製附子一分 炮姜五分 一服神効 毒消痛止

養心集下卷貳終